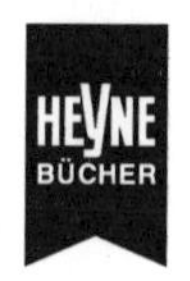
HEYNE
BÜCHER

D1668590

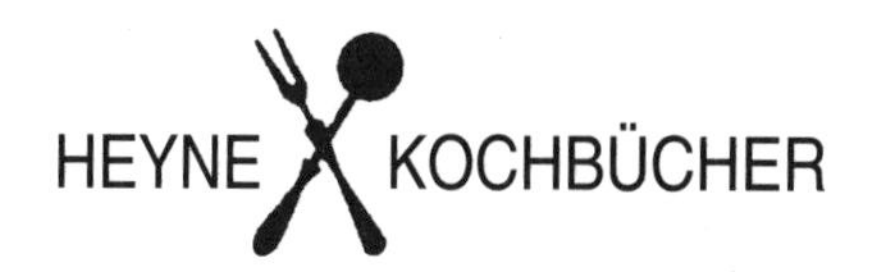
HEYNE KOCHBÜCHER

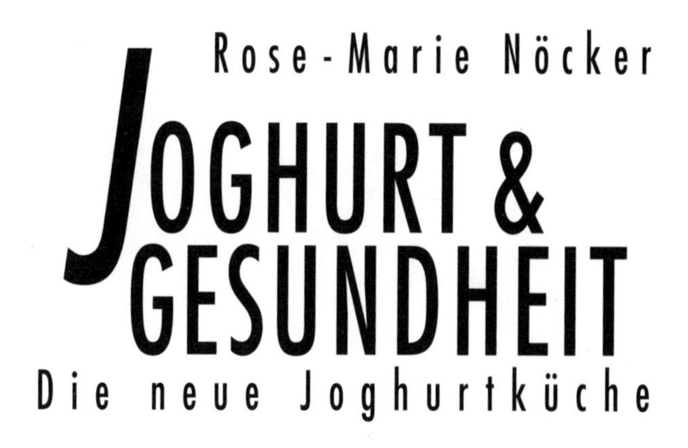

Viele Informationen
und köstliche Rezepte

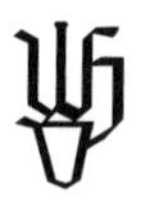

WILHELM HEYNE VERLAG
MÜNCHEN

HEYNE KOCHBUCH
07/4695

Umwelthinweis:
Dieses Buch wurde auf
chlor- und säurefreiem Papier gedruckt.

Printed in Germany 1996
Umschlaggestaltung: Atelier Ingrid Schütz, München
Umschlagfoto: Sigi Hengstenberg, München
Innenfoto: Florence Rochat, Nestlé Forschungszentrum, Lausanne
Satz: Schaber Satz- und Datentechnik, Wels
Druck und Bindung: RMO-Druck, München

ISBN 3-453-11955-X

Für Esther

Inhalt

ABKÜRZUNGEN
UND ERKLÄRUNGEN

Die Rezepte sind für 4 Personen berechnet.

EL = Eßlöffel
TL = Teelöffel
g = Gramm
l = Liter

1 Tasse beinhaltet $^1/_8$ l, entspricht also einer normalen Teetasse.

Vorwort

»… warum wir uns im physiologischen Sinne ernähren müssen und warum wir essen, ist nicht der gleiche Grund.«

WALTER BENJAMIN

Beim Essen und Trinken, bei der Stillung des Hungers oder beim Genießen der Speisen denken wir nicht an Stoffwechsel, wenngleich es sich auch immer um biochemische Prozesse handelt. Im physiologischen Sinn erfüllt die Nahrungsaufnahme die Befriedigung eines Triebes, der uns am Leben hält. Speisen, Genießen, Trinken, Schmecken sind nicht mehr bloße Selbsterhaltung, sondern Kultur. Die Ausdifferenzierung der Zubereitung, des Kostens, Schmeckens, des Zelebrierens ist eine andere Ebene als der physiologische Hunger. Hunger wählt nicht, der Hunger denkt nicht, sondern verleibt sich unterschiedslos ein. Und doch wird der ausgehungerte Mitteleuropäer keine Spinnen oder Heuschrecken essen. Er ist kulturell geprägt und deshalb kann der Ekel, das heißt unsere traditionelle Disposition, unserem Magen eine unbekannte Speise verbieten. Doch nicht nur die kulturgebundenen Gewohnheiten trennen das Ernähren vom Essen, sondern wohl auch genetisch bedingte Dispositionen. Bestes Beispiel wäre die Unverträglichkeit von Milch bei Afrikanern, bei denen sich kurz nach der Stillzeit keine Laktase mehr bildet. Genetische Bedingungen haben überall unterschiedliche Eßkulturen ausgeprägt, die sich mit zunehmender Globalisierung international angleichen. Das bedeutet Öffnung der Traditionen und Bereicherung der eigenen Küche über die Internationalisierung hinaus zu einer bewußten Ausgestaltung des täglichen Speiseplans.

Der Magen an sich aber hat weniger Probleme mit neuen, ungewohnten Speisen als der Kopf. Denn der Kopf ist es, der alle Abweichungen von unseren Gewohnheiten überwacht.

Eva bot den Apfel keinem hungernden Adam an. Im Paradies war die Vernunft der Vorläufer des Genießens. Veränderung beginnt im Kopf.

Lesen Sie mein Joghurtbuch als Fortsetzung meiner Sprossenbücher im Sinne »lebendiger Nahrung«, denn Joghurt lebt!

DANKSAGUNG

An dieser Stelle möchte ich Herrn Dr. Michael de Vrese von der Bundesanstalt für Milchforschung herzlich danken für aufmerksames Zuhören und seine wertvolle fachliche Beratung. Ich danke Frau Dr. Andrea Pfeifer vom Nestlé-Forschungszentrum in Lausanne für ihre Auskünfte und Herrn Dipl.-Ing. Siegbert Philipp vom Laboratorium Wiesby für Fachliteratur. Mein Dank an Kerstin Jansen für Übersetzungen und mitdenkendes Tippen. Frau Dr. Ulrike Zellmann begleitete mich bei den abschließenden redaktionellen Arbeiten. Ihr gilt mein besonderer Dank.

Einleitung

Die Joghurtzubereitung war von alters her eine Grundlage der Milchwirtschaft. Aus der Beobachtung lernte der Mensch, daß Milch sauer und unbekömmlich wird. Um dieser Fehlgärung vorzugreifen, wurde der frischen Milch von vornherein saure Milch beigegeben, um sie gezielt haltbar und schmackhaft zu machen. Das Geheimnis der Milchsäure bewirkt die Veredelung von Milch zu Joghurt – Frühkäse mit feinstem Geschmack! Gleicht nicht der Säuerling aus Milch dem Primeur aus Wein? Als frisches Sommergetränk, als Schlankmacher ist Joghurt rund um die Welt der Hit, Joghurteis ein Renner.

Das Interesse an vorbeugender Medizin wächst. Die Haupttätigkeit unseres Gesundheitswesens ist immer noch auf die Behandlung des Kranken eingestellt, weniger auf die prophylaktische Medizin und die Gesunderhaltung. Die Ernährungswissenschaft hat diesen Fakt erkannt. Neue Erkenntnisse über die Heilwirkung von Joghurt ergänzen Forschungen, die um die Jahrhundertwende begannen. Hat nun der traditionelle Säuerling vom Stamme *Lactobacillus bulgaricus* und *Streptococcus thermophilus* ausgedient? Neue Joghurttypen stellen sich dem Markt. Die Firmen Nestlé und Südmilch (und neuerdings auch andere Unternehmen) haben spezielle Produkte auf den Markt gebracht. Vorbei an der lange währenden Diskussion über die L(+)- und D(–)-Milchsäure (rechts- und linksdrehend) geht es heute mit den sogenannten »probiotischen Nahrungsmitteln« um den gesundheitlichen Nutzen von Joghurt. Probiotika sind Nahrungsmittel mit lebenden Mikroorganismen, die das Verhältnis der Darmflora derart balancieren, daß sie einen gesundheitsfördernden Effekt auf den Organismus haben. Probiotika basieren auf speziell ausgewählten Bakterienstämmen, welche überprüft sind auf

- das Überleben im Magen-Darm-Trakt trotz des sauren Milieus im Magen und der hohen Konzentration an Gallensalzen,
- die Besiedelung der Magen-Darm-Schleimhaut und
- das Unterdrücken krankmachender Darmbakterien.

Mit diesen Kriterien erfüllen sie Grundvoraussetzungen für eine Prophylaxe bzw. eine Therapie mit Milchsäurebakterien. Die neuen Joghurttypen – so die Kernaussage der Untersuchungen – haben einen umfassenden Einfluß auf die geschädigte Darmflora und stärken das Immunsystem. Eine Reihe von Zivilisationskrankheiten gehen auf derartige Störungen der Flora zurück. Deshalb wird die Wirkung von Milchsäurebakterien auf die Darmökologie und auf verschiedene Krankheiten im Buch thematisiert.

Durch ein steigendes Verantwortungsbewußtsein für die Gesundheit haben die probiotischen Joghurtstämme im Sinne vorsorgender, also prophylaktischer Ernährung eine notwendige Diskussion in Gang gebracht. Die Risiken von Krankheit, vorzeitiger Erschöpfung und frühem Alter, so zeigt es die tägliche Debatte, sind das aktuelle Thema schlechthin. Unser Gesundheitssystem trägt sich nicht mehr selbst. Der vielbeschworene ökologische Umbau – wenn man ihn praktisch angeht – findet schon in der Küche statt. Der mündige Bürger ist angehalten, durch seine kritische Wahl von Lebensmitteln Einfluß zu nehmen auf die Zukunft unserer Umwelt, der Märkte und somit auch auf seine eigene Gesundheit. Hier ist Eigeninitiative gefragt. Natürlich ist der Säuerling nicht der einzige Retter in der Not, und er kann die Selbstheilungskräfte nicht allein stabilisieren. Die Ernährung – als Medizin verstanden – braucht kreative Initialkräfte, geht aber auch mit Verzicht und Disziplin einher. Ich denke hier insbesondere an die damit verbundene Ernährungsumstellung. Joghurt und andere milchsäurevergorene Nahrungsmittel – wir wissen es längst – sind als wichtige Zutat einer Vollwerternährung empfohlen.

Und die schmeckt, denn Gesundheit ist eßbar! Über Ihren persönlichen Geschmack läßt sich nicht streiten. Darum kreieren Sie Ihren hausgemachten Joghurt. Meine Rezepte sind Vorschläge, keine Vorschriften. Üben Sie sich ein in nuancierte Eßgelüste, und machen Sie aus Rezepturen Ihre eigene Kulinarik.

Joghurt gekauft oder selbstgemacht? Wer sich Geschmack im Selbstgemachten zurückholt, sich sinnenhaft entdeckt, tut den ersten Schritt in eine Eßkultur, in der sich Genuß und Gesundheit verschwistern. Nur im Zusammenwirken aller Sinne werden die Nahrungsstoffe adäquat assimiliert und entsprechend genutzt. Mein »Kochbuch« ist im Sinne eines Gesundheitsbuchs Gestaltung des Alltags und Ausdruck bewußter Lebensführung. Gesunde Ernährung ist ein absolutes Muß.

Joghurt und Gesundheit

Geschichte der Joghurtforschung

»Seit Urzeiten haben die Menschen Mengen von Milchsäurebakterien zu sich genommen, indem sie Nahrungsmittel wie saure Milch, Kefir, Sauerkraut oder Salzgurken, die einen Gärungsprozeß durchlaufen hatten, in rohem Zustand verzehrten. Dadurch haben sie, ohne es zu wissen, die schlimmen Folgen des Fäulnisprozesses in den inneren Organen gemindert.« ILJA METSCHNIKOW

Lang, lang ist's her. War es im Neolithikum, als Jäger im erlegten Jungtier, das kurz zuvor Muttermilch getrunken hatte, den ersten »Käse« fanden? Joghurt, so ist zu vermuten, konnte erst entdeckt werden, nachdem Jäger und Sammler seßhaft wurden und ihren Vorrat im Binsengeflecht oder im Topf aus Ton verwahrten. Vorher nutzten sie präparierte Mägen und Därme zur Aufbewahrung von Nahrung. Und erst hier beginnt die Geschichte unserer Käsekultur mit ihren unterschiedlichen Ausprägungen. Da ist zum einen der Frischkäse aus Milch und Lab (unser Quark) und auf der anderen Seite die Dicklegung der Milch durch säurebildende Mikroorganismen aus Milch und Luft.

Die Entdeckung des Joghurts in der Neuzeit

Es war ein langer Weg vom intuitiven Wissen zum bewußten Einsatz von Milchsäurebakterien: Im Joghurt läßt er sich nachvollziehen, charakterisiert er doch seit jeher die Viehwirtschaft, ob in Asien, im Orient oder auf dem Subkontinent. Die fermentierten Lebensmittel wurden ohne Einblick in die mikrobiologischen Zusammenhänge hergestellt. Bereits anfangs unseres Jahrhunderts wurde in Ländern mit hohen Durchschnittstemperaturen und mit entsprechend mangelhafter Hygiene Joghurt zur Prophylaxe und Heilung von Darminfektionen verkauft. Der exakte Einsatz der Bakterien leitete sich ein, nachdem man die Mikroorganismen durch das Mikroskop erkennen lernte. Louis Pasteur, der große Bakteriologe, gewann die ersten aufsehenerregenden Erkenntnisse. Seitdem hat sich im Verhältnis zur Vorzeit in rasanter Schnelligkeit eine Industrie fort vom hauswirtschaftlichen und handwerklichen Einsäuern entwickelt. Das, was in Jahrtausenden der Zufall produzierte, wurde steuerbar. Wissenschaftler wußten nun Mikroorganismen aus ihrer natürlichen Umgebung herauszunehmen, sie zu isolieren und sie als Reinkultur gezielt einzusetzen.

Der russische Biologe ILJA METSCHNIKOW bekam 1908 für seine Forschung den begehrten Nobelpreis. Er entdeckte die Funktion der weißen Blutkörperchen, ihre Fähigkeit, Mikroorganismen in sich aufzunehmen, sie dadurch unschädlich zu machen und auf diese Weise dem Körper bei der Abwehr von Infektionen zu helfen. METSCHNIKOW war aber auch Bakteriologe, Zoologe und Lebensmittelchemiker. Er war besessen von der Idee, dem Geheimnis der Langlebigkeit auf die Spur zu kommen. Er forschte mittels Statistiken über die Lebensgrenzen einzelner Völker und stieß dabei auf die Bulgaren mit ihrem hohen Durchschnittsalter. Jetzt war der Weg nicht mehr weit, in der Lieblingsspeise der Bulgaren, dem Joghurt, ein »Lebenselixier« zu sehen.

Im berühmten Pasteurinstitut in Paris entdeckte METSCHNIKOW bei seiner Arbeit im Labor Milliarden kleinster Lebewesen unter dem Mikroskop: Bakterien, die den Milchzucker in Milchsäure umwandelten. War das also das Geheimnis der Langlebigkeit? Mit einer Sauermilch aus Bulgarien, die

Yahurth genannt wurde, begann er, Forschung zu betreiben. Er isolierte aus dem bulgarischen Milchprodukt eine milchsäureproduzierende Bakterie und nannte sie zunächst *Bacillus bulgaricus*. In Tierversuchen fand er heraus, daß mit Joghurt gefütterte Mäuse den größten Nachwuchs und die wenigsten Fäulnissymptome hatten. Hatte er recht? Er fing an Selbstversuche mit Sauermilch durchzuführen. METSCHNIKOW sah den Anfang allen Übels in der Eigenvergiftung durch die im Dickdarm stattfindenden Prozesse. Er war davon überzeugt, daß die Menschen nicht durch Verschleiß altern würden, sondern allein durch Giftprodukte aus dem Darm. Joghurtbakterien würden die schädlichen Bakterien fernhalten und das Leben verlängern. Daß Mensch und nützliche Bakterien in einer Symbiose als Gast und Gastgeber zusammenleben können, das war zur damaligen Zeit eine unglaubliche Entdeckung, hatten doch gerade ROBERT KOCH und LOUIS PASTEUR die Bakterien als den »Erzfeind« des Menschen entlarvt.

METSCHNIKOW starb und konnte seine Theorie der Langlebigkeit nicht persönlich untermauern. Von Fachkollegen wurde seine Forschungsarbeit über die bakterielle Aktivität des Joghurts gering erachtet. Heute wissen wir, daß der *Lactobacillus bulgaricus* nicht im menschlichen Darm vorkommt, wie METSCHNIKOW annahm. Aber der traditionelle Säuerling blieb Forschungsgegenstand. 1962 wurde in Bulgarien dem Lactobacillus seine tumorbekämpfende Eigenschaft bestätigt. Inzwischen wurden METSCHNIKOWS Forschungen in Japan fortgesetzt. Seit 1930 arbeitete der Mediziner MINORU SHIROTA mit Milchsäurebakterien. Er isolierte und kultivierte ein Bakterium und nannte es *Lactobacillus casei shirota*.

Neue Mikroorganismen am Ende unseres Jahrhunderts: Probiotika

Seit ca. 15 Jahren gibt es im skandinavischen Raum eine aktive Forschung mit speziellen Bakterien, die heute unter dem Namen »probiotische Kulturen« zusammengefaßt werden: *pro* (für) und *bios* (Leben). Es sind Mikroorganismen, denen eine gesundheitsfördernde Wirkung im Bereich des Gastrointestinaltrakts zugeschrieben wird. In Japan wurden schon in den 50er Jahren Erfahrungen mit probiotischen Bakterien gesammelt, die seit den 70er Jahren in die wissenschaftliche Forschung eingeflossen sind. Diese Bakterien werden für Milchmischgetränke und Joghurt eingesetzt und kommen heute über Frankreich, die Niederlande, Belgien und nun auch durch die Firmen Nestlé, Südmilch und neuerdings weitere Anbieter auf den deutschen Markt.

In Zusammenarbeit mit finnischen Institutionen isolierten die beiden Mediziner GOLDIN und GORBACH den *Lactobacillus casei subspecies rhamnosus* und nannten den Bacillus nach ihren Namen kurz LGG. Südmilch setzt in Lizenz diesen Keim bei ihren probiotischen fermentierten Milchprodukten ein. Nestlé isolierte aus einer Kollektion von rund 500 Bakterienstämmen den *Lactobacillus acidophilus 1*, kurz La1 genannt, und brachte ihn als Produkt mit dem Namen »LC1« auf den Markt. Auch hier geht es um die probiotische Wirkung im Bereich des Gastrointestinaltrakts. Beiden Bakterien ist gemein, daß sie nach folgenden speziellen Kriterien ausgesucht wurden:

- Herkunft aus dem menschlichen Verdauungstrakt. Die Forscher gehen davon aus, daß diese Keime die besten Chancen haben, sich an das Ökosystem des menschlichen Dickdarms anzupassen;
- Haftungsvermögen an der menschlichen Darmschleimhaut;
- Magen- und Gallensäurentoleranz als Voraussetzung, daß

die Keime den Magen sowie die oberen Darmabschnitte in lebensfähigem Zustand passieren können;

- gutes *in-vitro*-Wachstum und Eignung für die Herstellung fermentierter Milchprodukte.

Bei LGG wurden die Kriterien ergänzt um die Aspekte:

- Produktion antimikrobieller Substanzen
- Antibiotikaresistenz

BIFIDOBAKTERIEN (*Lactobacillus bifidus*):

Bifidobakterien sind obligat anaerobe Bakterien, d. h. sie leben in einer Umgebung, in der kein Sauerstoff vorhanden ist. Aus diesem Grund hat es lange gedauert, bis die Forschung entsprechende Technologien zur Kultivierung dieser fragilen Mikroben entwickelte. Bis heute wurden 28 Spezies des Bifidobakteriums isoliert. Zunächst hieß es, Bifidobakterien seien ausschließlich im Darm des Neugeborenen zu finden. Heute wissen wir, daß Bifidobakterien uns das ganze Leben begleiten, sowohl in der Darmflora, als auch auf der Haut. Bei Tieren beschränkt sich das Vorkommen auf den Darm.

Heute werden Bifidobakterien in der Pharmakologie, Veterinärmedizin und Ernährungswissenschaft eingesetzt. Selbst die Wissenschaft erwartet noch weitere Entdeckungen um das Bakterium. Neueste Forschungsergebnisse belegen eine der hauptsächlichen Ursachen für die Resistenz gegen Krankheiten in Bifidobakterien, da diese schädliche Mikroben unterdrücken und das Immunsystem aktivieren. Den sogenannten »Bifidofaktor« trinken schon Säuglinge mit der Muttermilch.

- Die Mikroben besitzen eine V- bzw. eine Y-Form und sind verzweigt.

- Sie kommen hauptsächlich im sauerstofflosen Dickdarm als Bestandteil der normalen Flora vor.
- Bifidobakterien produzieren im Gegensatz zu anderen Milchsäurebakterien nicht nur Lactat,
- sondern auch Acetat.
- Das durch Freisetzen von Acetat saure Milieu unterdrückt die Vermehrung schädlicher Mikroben und
- fördert die Peristaltik des Darms.

Ein kurzer Blick in die Vielfältigkeit des Bifidobakteriums:

28 STÄMME DER BIFIDOBAKTERIEN
(1–10 isoliert aus menschlichem Darm):

1 *Bifidobacterium bifidum*
2 *Bifidobacterium longum*
3 *Bifidobacterium infantis*
4 *Bifidobacterium breve*
5 *Bifidobacterium adolescentis*
6 *Bifidobacterium pseudocatenulatum*
7 *Bifidobacterium catenulatum*
8 *Bifidobacterium dentium*
9 *Bifidobacterium gallicum*
10 *Bifidobacterium angulatum*
11 *Bifidobacterium pseudolongum*
12 *Bifidobacterium cuniculi*
13 *Bifidobacterium choerinum*
14 *Bifidobacterium animalis*
15 *Bifidobacterium thermophilum*
16 *Bifidobacterium boum*
17 *Bifidobacterium magnum*
18 *Bifidobacterium pullorum*
19 *Bifidobacterium suis*
20 *Bifidobacterium merycicum*

21 *Bifidobacterium ruminantium*
22 *Bifidobacterium saeculare*
23 *Bifidobacterium gallinarum*
24 *Bifidobacterium minimum*
25 *Bifidobacterium subtile*
26 *Bifidobacterium coryneforme*
27 *Bifidobacterium asteroides*
28 *Bifidobacterium indicum*

Quelle: Morinaga Milk Industry Co., LTD, 33-1, Shiba 5-Chome, Minato-Ku, Tokyo 108, Japan

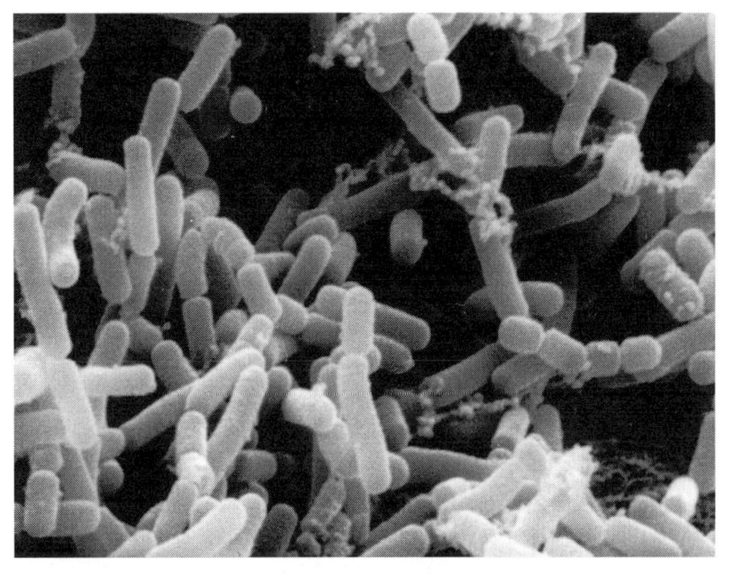

Lactobacillus acidophilus La1, haftend auf intestinalen Caco-2-Zellen

Quelle: Florence Rochat, Nestlé-Forschungszentrum, Lausanne

Die wichtigsten Milchsäurebakterien

Hier die wichtigsten Bakterienstämme, die uns in geläufigen Joghurtprodukten begegnen:

- Laktobazillen (*bulgaricus, acidophilus, LGG, casei etc.*)
- Streptokokken (*thermophilus etc.*)
- Bifidobakterien (*bifidum, longum etc.*)

Lactobacillus bulgaricus und *Streptococcus thermophilus*

Der *L. bulgaricus* ist der klassische Joghurttyp mit saurem Geschmack. Er verdankt seinen Namen dem Bakteriologen METSCHNIKOW, der seine ersten und richtungweisenden Versuche mit ihm machte. Er war noch der Meinung, daß »sich der Milchsäurebazillus so gut in der Darmflora des Menschen akklimatisiert, daß er (im Stuhl) noch mehrere Wochen, nachdem er nicht mehr durch den Mund eingeführt wurde, aufgefunden werden kann«. METSCHNIKOW führte weiter aus, daß die wohltätige Wirkung nicht bloß auf die Bakterien zurückzuführen ist, sondern auf Substanzen beruht, die die Joghurtbakterien im Darm selbst hervorbringen. Man weiß zwar nicht, in welcher Dichte der Bazillus die Magen-Darm-Passage übersteht, aber nachgewiesenermaßen besitzt er hohe therapeutische Wirkung.

Auch der Streptokoccus gehört zur Familie der Laktobazillen. Er ist in allen Joghurtsorten vorhanden. Ihm wird keine spezifische gesundheitsfördernde Eigenschaft zugeschrieben. Aber nach der Codex-Alimentarius-Definition (1992) bilden beide Bakteriengruppen die Basis des alten Säuerlings, und beide Keime begünstigen ihr Wachstum gegenseitig, sind aber in ihrer Gestalt nicht identisch.

Untersuchungen an Mäusen haben ergeben, daß sowohl *L. bulgaricus* wie auch der *Sc. thermophilus* für die Versuchstiere eine Antitumorwirkung besitzt. Außerdem tragen sie entscheidend zur Stärkung des Immunsystems bei:

> *»Umfangreiche Untersuchungen haben gezeigt, daß die Verfütterung von Joghurt eindeutig eine Erhöhung der Immunität im Gefolge hat. Dabei hatte Joghurt mit lebenden Keimen die intensivere Wirkung, gefolgt von thermisiertem Joghurt im Vergleich zu einer Nahrung ohne Joghurt-Zusatz. Zufütterung von Joghurt mit lebenden Keimen (10^7–10^8* L. bulgaricus *und 10^8* Sc. thermophilus*) ergab gegenüber der Gruppe ohne Joghurt eine Vermehrung der Abwehrstoffe um das Doppelte. Zu ihrer Genugtuung stellten die Untersucher sogar eine Verzögerung des Alterungsprozesses fest.«*
>
> K. H. KLUPSCH

Lactobacillus acidophilus 1

- Gehört zur normalen Darmflora. In verschiedensten Abschnitten des Dünndarms stellt er den größten Teil der Mikroorganismen.
- Wurde aus der menschlichen Darmflora isoliert.
- Besitzt eine hohe Resistenz gegen Magensäure, gelangt deshalb in großer Zahl unbeschadet, also lebend und wirkungsvoll in den Darm.
- Heftet sich dort an die Zellen der Darmwand (gute Adhäsionsfähigkeit gegenüber der Darmschleimhaut) und bereichert das Ökosystem der natürlichen Darmflora.
- Regt die natürliche Aktivität der Abwehr-Zellen an, die im Blut und in den Körpergeweben zirkulieren (Makrophagen) und eindringende Bakterien und andere Fremdstoffe verschlingen, und bereichert so die nützliche Darmflora.
- Verstärkt die Bildung von Antikörpern im Blut, da es die Lymphozyten stimuliert.

Dem LGG werden ähnliche Eigenschaften wie LC1 zugeschrieben:

Lactobacillus GG

- Stammt ursprünglich vom Menschen.
- Überlebt im Magen- und Darmtrakt.
- Besiedelt die Darmschleimhaut.
- Unterdrückt unerwünschte Bakterien in der Darmflora und stärkt dadurch den körpereigenen Widerstand.
- Die bakterielle Enzymaktivität, die verantwortlich ist für die Entstehung von toxischen Verbindungen, wird durch LGG gesenkt.
- Ist das weltweit am besten erforschte Milchsäurebakterium.
- Wurde ursprünglich aus dem menschlichen Verdauungstrakt isoliert.
- Produziert Säuren, die negativ wirkende Bakterien im Darm unterdrücken.

Lactobacillus casei

- Kann im Verdauungstrakt überleben.
- Bestimmte Stämme haben eine gewisse Fähigkeit, die Darmwand zu kolonisieren, d. h. sich dort anzuheften.

In Japan lief eine Studie, in der Joghurt aus dem Bakterium *Lactobacillus casei* an 500 Soldaten ausgegeben wurde. Die tägliche Einnahme verhinderte Ruhr. 10 % einer Vergleichsgruppe, die keinen Joghurt zu sich nahmen, erkrankten innerhalb von sechs Monaten an Ruhr. (JEAN CARPER)

Bifidobakterien

Das Bifidobakterium zählt nicht zu den Milchsäurebakterien. Es säuert die Milch unter bestimmten Voraussetzungen und wird dem Joghurtprodukt zugegeben.

- Um Lactat und Acetat herzustellen, verwandeln die Bifidobakterien Zucker in diese Stoffe.
- Mit einer großen Bifidopopulation im Darm wird Säure gebildet. Dadurch entsteht im Darm ein saures Milieu und verhindert eine abnorme Gärung durch schädliche Mikroben.
- Die Säure verbessert die Peristaltik des Darms.
- Bifidobakterien unterdrücken schädliche Mikroben im Darm und stellen somit die Leber für ihre normalen Aufgaben der Entgiftung frei.
- Bifidobakterien synthetisieren verschiedene Vitamine, unter anderem Vitamin B_1, B_2, B_6, und B_{12} sowie Nikotin-, Folsäure und Biotin, Stoffe, die vom Darm absorbiert und genutzt werden können.

Innerhalb einer Gattung oder einer Art von Bakterien zeigen die einzelnen Stämme unterschiedliche Eigenschaften. Das erfordert eine sorgfältige Selektion.

Zusammenfassung auf einen Blick:

Gattung	*Art*	*Eigenschaften und Aufgaben*
Streptococcus	*S. thermophilus*	Der Stamm *thermophilus* ist in allen Joghurts vorhanden.
Andere	(*S. lactis*)	Die Bakterien überleben die Magen- und Darmpassage nicht sehr gut, tragen jedoch in erster Linie durch den Verbleib von Enzymen zu einem guten Abbau der Lactose (Milchzucker) bei.
Lactobacillus	*L. bulgaricus*	In vielen Joghurts vorhanden. Die Bakterien überleben die Magen- und Darmpassage zwar nicht sehr gut, tragen aber vorwiegend durch den Verbleib von Enzymen zu einem guten Abbau der Lactose (Milchzucker) bei.
	L. acidophilus	Verwendung bei fermentierten Milchprodukten. Ihre Besonderheit ist die höhere Überlebensfähigkeit im Magen-Darm-Trakt, wo sie ihre Wirkung entfalten können: Sie heften sich bevorzugt an die Zellen der Darmwand und stimulieren die natürlichen Abwehrkräfte. Der Stamm La1 wurde aus vielen Stämmen ausgewählt, da er die größte biologische Wirkung hat.
	L. casei	Können im Verdauungstrakt überleben. Bestimmte Stämme haben eine gewisse Adhäsionsfähigkeit gegenüber der Darmwand.
Bifidobakterium	*B. bifidum*	Eingesetzt bei fermentierten Milchprodukten.
	B. longum	Können im Darm überleben.
Andere	(*B. infantis* etc.)	

Quelle: Nestlé Forschungszentrum, Lausanne

Joghurt im Kreislauf des Lebendigen

> *»Wer will was Lebendigs erkennen und beschreiben,*
> *sucht erst den Geist herauszutreiben.*
> *Dann hat er Teile in seiner Hand.*
> *Fehlt leider! nur das geistige Band.«*
>
> GOETHE, »Faust«

»Leben läßt sich nur am Leben messen«, merkte der Mediziner MAX BIRCHER-BENNER an, als er über die Heilwirkung frischer, ungekochter, pflanzlicher Nahrung aus gesundem, humusreichem Boden sprach. Und der Nobelpreisträger ERWIN SCHRÖDINGER schrieb in seinem Buch *»Was ist Leben?«*:

> *»Der Kunstgriff, mittels dessen ein Organismus sich stationär auf einer ziemlich hohen Ordnungsstufe hält, besteht in Wirklichkeit aus einem fortwährenden Aufsaugen von Ordnung aus seiner Umwelt.«*

Nahrung informiert unseren Organismus über diese »Ordnung der Umwelt«. Im Sinne SCHRÖDINGERS ist Gesundheit also ein Ordnungszustand, der aufrechtzuerhalten ist, den das Ökosystem Mensch selbst organisieren muß. Milchsäurebakterien sind lebende Informanten in diesem Regelkreis.

Der Biophysiker FRITZ POPP geht über die traditionelle Forschung hinaus. In der Fortführung der Gedanken SCHRÖDINGERS, »Was ist Leben – was erhält Leben?«, versucht er Qualität von Nahrungsmitteln neu zu definieren. Nach Popp verfügt jedes Lebewesen über ein den gesamten Organismus umfassendes Kommunikationsgesetz und werden alle Lebensprozesse in kohärentem Licht (= Lichtbündel von gleicher Wellenlänge und Schwingungsart) koordiniert. Wenn wir also Nahrung zu uns nehmen, kommt es zu Kommunikation und In-Formation. In der Lichtspeicherfähigkeit von Nahrung liest er das wesentliche Merkmal der Qualität eines Lebensmittels.

Zur Untermauerung dieser These entwickelte er hochsensible Geräte, mit denen die sogenannten ultraschwachen Lumineszenzen, also feinste Lichtstrahlen, die nicht mit bloßem Auge feststellbar sind, gemessen werden können. Mit seiner Lichtmessung kann er z. B. nachweisen, ob getrocknete Kräuter zur Konservierung bestrahlt wurden oder ob ein Ei von einem freilaufenden Huhn oder aus der Legebatterie stammt. Die wegweisenden Untersuchungen von POPP machen Hoffnung, Lebensmittel/Heilmittel in neuem »Licht« zu sehen. Bakterien selbst sind solche Lichtträger.

Zurück zum Joghurt. Vielleicht können die offenstehenden Fragen über die Heilwirkung von Joghurt neu gestellt werden. Es geht um Antworten ganzheitlichen Denkens. Wenn wir das Leben als Prozeß begreifen, wie es auch das Ökosystem des Darms uns lehrt, geht es nicht mehr um die Wirkung einzelner Organe, sondern um Systeme und ihre interaktive Kommunikation, also nicht wie in der traditionellen Bewertung von Nahrung um analysierbare Einzelstoffe.

> *»Die physiologischen Bakterien dienen nicht nur als Abwehrtruppe gegen den Angriff von Krankheitserregern, nicht nur als Nährstofflieferant im alten Sinn, z. B. von Eiweißbausteinen und Vitaminen, sie dienen offenbar auch als Lieferant spezifischer lebendiger Substanz von physiologischem Charakter, die voll biologischer Aktivität in spezifische Gewebezellen einzudringen vermag und sogar fertig bringt, kranke Gewebezellen zu heilen.*
>
> *Es gelang, physiologische Bakterien nicht nur bei Tieren, sondern auch bei allen Pflanzen und in großen Mengen sogar in gesunden humusreichen Böden aufzufinden. Dadurch wurde wahrscheinlich, daß physiologische Mikroben prinzipiell überall im Kreislauf der Substanzen eingeschaltet sind, so daß wir von einem Kreislauf der Bakterien als Lebensprinzip sprachen.«*
>
> HANS-PETER RUSCH

Die Sache mit dem Dreh

»Milchsäure ist eine organische Säure, die als Produkt des Energiestoffwechsels in der Natur sehr weit verbreitet ist. Ihren Namen hat sie der erstmaligen Identifizierung in saurer Milch zu verdanken.

Die Salze der Milchsäure werden als Lactate bezeichnet. Die Milchsäure hat für den Menschen keinen essentiellen Charakter. Interessant sind ihre gesundheitsfördernden Wirkungen (bzw. die der Milchsäure-Produkte) und die Frage der physiologischen Bedeutung der beiden Milchsäure-Formen.«

HANS-PETER RUSCH

Wer sich für Ernährung interessiert, weiß darüber: Auf den Dreh der Milchsäure kommt es an. Es geht um die rechts- und linksdrehende Milchsäure. Sie läßt sich in drei verschiedenen Formen nachweisen:

- die rechtsdrehende = L(+) – Lactat
- die linksdrehende = D(–) – Lactat
- die optisch inaktive = DL – Lactat

Wie muß man sich nun das Rechts- oder Linksdrehende vorstellen? Nein, die Milchsäure dreht sich nicht im jeweiligen Produkt im Kreis. Der Name entspringt vielmehr ihrer physikalischen Eigenschaft: Bringt man die Milchsäure im Labor unter polarisiertes Licht, dreht sich der Lichtstrahl entweder rechts oder links oder bleibt inaktiv. Soweit die Erklärung für die Bezeichnung.

L(+): Die rechtsdrehende Milchsäure

Die rechtsdrehende Milchsäure kommt im menschlichen Körper vor und ist ein Zwischenprodukt unseres Energiestoffwechsels. Sie heißt auch »physiologische« Milchsäure, da sie am besten von unserem Körper aufgenommen werden kann.

> *»Die auch vom Körper gebildete L(+)-Milchsäure hat eine zentrale Stellung im menschlichen Stoffwechsel. Sie dient vorwiegend der Energiegewinnung v. a. in Muskeln, Leber und roten Blutzellen, kann aber auch als Ausgangssubstanz zum Aufbau von Glucose, Fettsäuren und Steroiden genutzt werden. Für die Darmflora ist die Milchsäure ein wichtiger Schutzfaktor, indem sie die Ausbreitung von krankheitserregenden Mikroorganismen verhindert. Dieselbe Funktion übernimmt die bakterielle Milchsäure im Vaginalsekret und als Bestandteil des Säureschutzmantels auf der äußeren Haut, was man sich bei der Anwendung der Milchsäure als Naturheilmittel zunutze macht.«*
>
> REFORMHAUS-FACHLEXIKON

D(–): Die linksdrehende Milchsäure

Vor dem Verzehr linksdrehender Milchsäure ist nachhaltig gewarnt worden. Es wurde befürchtet, daß sie wegen zu geringer Stoffwechselkapazität im Körper akkumuliert und zu einer Acidose (Übersäuerung) führen könne.

> *»Im Gegensatz zur L(+)-Milchsäure wird die D(–)-Milchsäure aus der Nahrung deutlich langsamer umgesetzt. Da der Organismus keine spezifischen Enzyme für die D-Form hat, kann sie nur zur Energiegewinnung herangezogen werden. Für Transportvorgänge in Leberzellen, roten Blutzellen [...] und zur Überwindung der Blut-Hirn-Schranke fehlt ein D(–)-spezifisches Trägersystem. D(–)-Milchsäure verlangsamt die Verstoffwechselung von L(+)-Milchsäure und kann sich bei einem Überangebot in den Geweben ablagern.«*
>
> REFORMHAUS-FACHLEXIKON

Nach letzten Aussagen der Forschung haben sich die Bedenken gegen einen Verzehr von D(–)-Milchsäurebakterien aufgelöst. Es gilt aber die Empfehlung, nicht zuletzt von der Weltgesundheitsorganisation, daß milchsäurevergorene Produkte mit einem hohen Anteil von L(+)- und einem niedrigen D(–)-Anteil vorzuziehen sind. Lediglich bei Säuglingen und Kleinkindern sollte der Joghurtkonsum eingeschränkt werden, bis der kindliche Organismus die Nahrung richtig verstoffwechseln kann.

Während bei den Themen »ultrahocherhitzte Milch« und »Homogenisierung« der Milch durch unsere neuen Technologien kaum jemand nachhakte, ist die Frage nach einer möglichen gesundheitlichen Beeinträchtigung durch den Verzehr der sogenannten »linksdrehenden Milchsäure« nicht aus dem Gespräch zu bringen. Die Heftigkeit der Diskussion hat besonders im Ausland Erstaunen ausgelöst. Internationale Wissenschaftler sprechen von einem »deutschen Problem«. Denn bei welcher Menge Joghurt mit linksdrehender Milchsäure eine toxische Wirkung eintritt, ist nicht bekannt. Auch hat es in der Literatur bisher keinen Fall von D(–)-Lactatübersäuerung gegeben.

Heute ist die linksdrehende Milchsäure in Joghurterzeugnissen weitgehend zurückgedrängt worden. Die anhaltende Diskussion hat die Milchindustrie angeregt, Alternativen zu entwickeln. Ihre Antwort sind neue mild-saure Joghurtprodukte mit dem *Acidophilus*- und *Bifidobakterium* mit einem hohen Anteil an rechtsdrehender Milchsäure.

Aus Gründen der Vorsicht sollten Menschen mit einer Disposition zu

- Leberschäden,
- Diabetes,
- Kreislauferkrankungen,
- erhöhtem Harnsäurespiegel

bevorzugt rechtsdrehende Milchsäure essen. Das gilt auch für Leistungssportler.

In einer langen Lagerung mit entsprechender Nachsäuerung wird linksdrehende Milchsäure gebildet. Rührjoghurt wird tiefer gesäuert und hat wie Fruchtjoghurt die Tendenz zur linksdrehenden Milchsäure.

Joghurt und Heilkunde

> *»Der Mensch als Makroorganismus befindet sich mit seiner mikrobiellen Umgebung in einem Gleichgewichtszustand, der über Gesundheit und Krankheit entscheidet. [...] Die Entwicklung jeder Krankheit ist mit dem Nachlassen oder an das Versagen der Abwehrleistung des Immunsystems gekoppelt.«*
>
> H. J. KLUPSCH

Der Darm – die Wiege der Gesundheit

Heute im ökologischen Denken geschult vermeinen wir Zusammenhänge und Wechselwirkungen in der Natur nachvollziehen zu können. Doch so wenig wir dem Flügelschlag des Schmetterlings und seinen globalen Auswirkungen wirklich folgen können, so sehr ist uns das kleine Ökosystem »Leib« mit seinen Wechselwirkungen und für uns lebenswichtigen Aufgaben immer noch fremd. *»Il faut cultiver son jardin«,* sagte VOLTAIRE – wir müssen unseren Garten bestellen. Dieser Appell war nie so aktuell wie am Ende dieses Jahrhunderts. Wenn wir das äußere Ökosystem mit dem inneren vergleichen, so sind Darm und Darmflora ein Spiegel unserer erodierten Umwelt. Den Darm als Wiege der Gesundheit gilt es zu entdecken. *»Der Darm ist die Wurzel der Pflanze Mensch.«* (F. X. MAYER) Und die Arbeit an der Wurzel ist die eines Gärtners: Ausdauer, Geduld, die Sorge um das Wissen von den rhythmischen Wachstumsvorgängen und all dem, was eine Pflanze für ihr Gedeihen nötig hat: Hege und Pflege. Ausgebreitet hat unser Darm mit all seinen Falten, Innenflächen, Buchten und Zotten die Größe eines Tennisplatzes. Unvorstellbar! Hier wird greifbar, welche Arbeit die Pflege dieses Gartens macht und welchen Beitrag der Darm für unsere Gesundheit täglich leistet.

Zunächst hat unser Verdauungssystem die Aufgabe, unsere Nahrung aufzuspalten, d. h. körperfremde Substanz in körpereigene Substanz umzuwandeln. Diese Vorgänge, von der Aufnahme der Nahrung bis zu ihrer Ausscheidung, gelingen nur im Zusammenwirken vielfältiger Prozesse. Schon im Mund, mit dem Einspeicheln der Speisen, beginnt unser Stoffwechsel. Erste Substanzen werden durch die Schleimhaut aufgenommen, jene Schleimhaut, die unser ganzes Magen-Darm-System auskleidet und das hochsensible Fließgleichgewicht aufrechterhält. Der Weg selbst, den die Nahrung nimmt, ist eine komplexe Form der Selbstorganisation. Eines bedingt das andere.

- Die aufgenommene Nahrung wird im Mund zerkleinert und eingespeichelt,
- als Nahrungsbrei geschluckt und in Magen und Darm den Verdauungssäften ausgesetzt.
- Die so vorbereitete Nahrung kommt dabei mit den Darmwänden in Berührung, und die durch die Verdauungssäfte aufgeschlossene Nahrung kann von den Darmzotten aufgenommen werden.
- Der Darminhalt wird weitergeleitet und schließlich im Enddarm gespeichert; dort wird ihm Wasser entzogen, und er wird als Kot ausgeschieden.

Die verschiedenen Abschnitte im menschlichen Verdauungstrakt, Mund und Rachen, Magen, Dünndarm und Dickdarm, sind mit einer jeweils individuellen Mikroflora besiedelt.

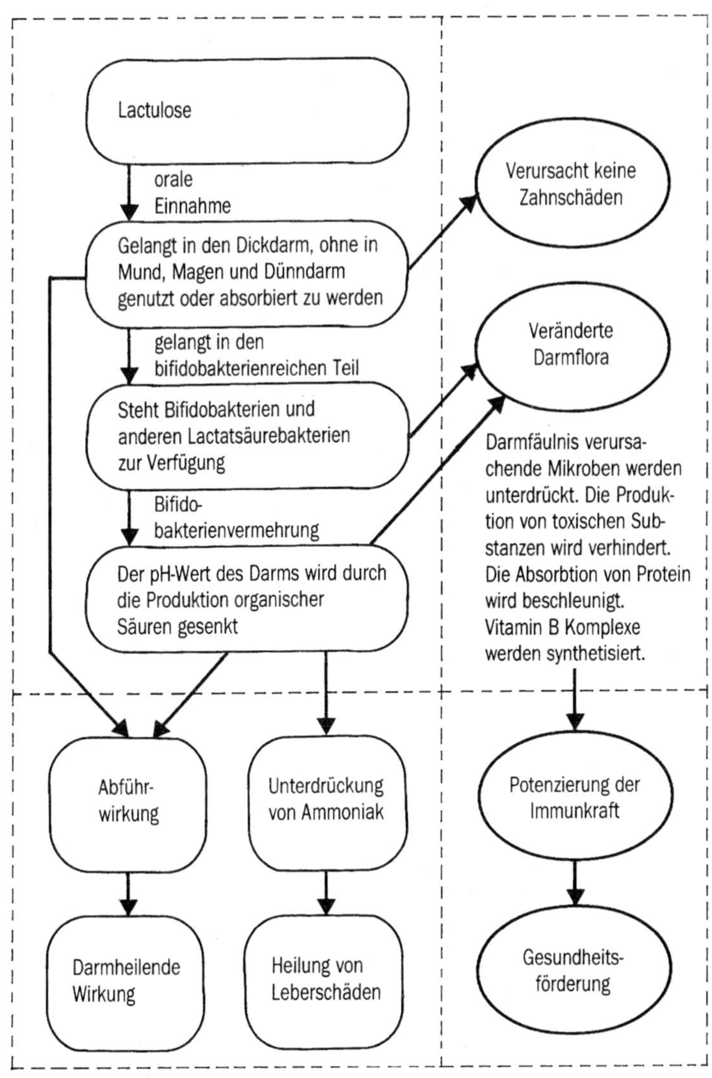

Lactulose und Gesundheit

Quelle: *Bifidobacteria and health.* Morinaga Milk Industry Co., LTD, 33-1, Shiba 5-Chome, Minato-Ku, Tokyo 108, Japan

Die Darmflora

Unsere Darmflora setzt sich aus rund 500 verschiedenen Bakterienspezies zusammen. Bemißt man die Darmmikroben nach ihrem Gewicht, so beträgt es 1 bis 1,5 kg, je nach Körpergewicht.

Schon mit dem Augenblick der Geburt beginnen Lebensgemeinschaft und Auseinandersetzung mit Bakterien. Während des Geburtsprozesses nimmt das Neugeborene eine Vielzahl verschiedenster Bakterien auf, vor allem Lactobazillen aus der Vaginalflora der Mutter. Auch später beim Stillen nimmt das Baby mit der Muttermilch Bifidusbakterien auf. Flaschenkinder dagegen haben schon sehr früh eine dem Erwachsenen ähnelnde Darmflora.

Im Ökosystem der Dünn- und Dickdarmflora leben nützliche, bedingt schädliche und neutrale Mikroben. Sie stehen untereinander in ständiger Auseinandersetzung. Die Balance und Stabilität dieses Systems sind lebenswichtig, da nur ein konstantes Inventar an Darmmikroben die Auswertung unserer Nahrung und die Stärkung unseres Immunsystems garantiert. Der Normalzustand der mikrobiellen Besiedlung wird *Eubiose* genannt. Die Zusammensetzung der gesunden Darmflora besteht in der Mehrzahl aus obligat anaeroben Keimen (z. B. Bifidobakterien).

Es gibt ca. 500 Arten von Darmmikroben, die in drei Gruppen geordnet sind:

- nützliche (Bifidobakterien, Lactobazillen),
- schädliche und gelegentlich schädliche (*Escherichia*, *Clostridium*, Staphylokokken etc.),
- neutrale (Bakterioiden, *Veillonella* etc.).

Den nützlichen Eigenschaften der Darmflora stehen also Darmmikroben entgegen, die eine schädliche Wirkung haben,

z. B. die Staphylokokken, die mit ihren toxischen Substanzen zu akuter Vergiftung führen können. *Veillonella*, *Clostridium* und *Proteus* sind ebenso wie die gesundheitsfördernden Mikroben am Stoffwechselprozeß beteiligt, verursachen jedoch Fäulnis im Darm, was zur Entstehung krebserregender Substanzen führen kann. Zu den Stoffen, die von schädlichen Darmmikroben produziert werden können, gehört auch das *Nitrosamin*. Es ist für seine stark karzinogene Wirkung bekannt. Weicht die Zusammensetzung der Darmflora von diesem Idealwert ab und nehmen die bedingt schädlichen Keime zu, spricht man von einer *Dysbakterie*.

Doch ist nicht nur das Verhältnis der Mikroben untereinander entscheidend, sondern auch die »klimatische« Konstanz innerhalb des Darms. Hier ist besonders der pH-Wert und der Sauerstoffgehalt der Darmflüssigkeit zu nennen. Beide Werte müssen den Bedürfnissen der nützlichen Mikroben entsprechen. Bei einer so gearteten, gesundheitsfördernden Balance der Bakterienarten spricht man von einer *Symbiose*.

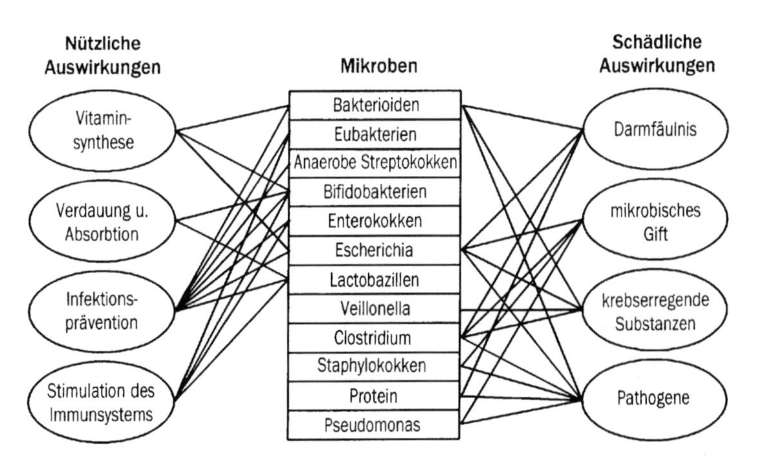

Auswirkungen der Darmmikroben auf den Körper.

Quelle: *Bifidobacteria and health.* Morinaga Milk Industry Co., LTD, 33-1, Shiba 5-Chome, Minato-Ku, Tokyo 108, Japan

Die Darmflora und das Immunsystem

Die Funktion unseres Immunsystems ist abhängig von der Beschaffenheit der Darmflora. Sie ist ein wesentlicher Bestandteil unserer körpereigenen Abwehrkraft, unseres Immunsystems. *»Das Interesse an der Darmflora und ihrer Bedeutung für den Gesamtorganismus erwachte erst wieder, nachdem Anfang der 60er Jahre die Bedeutung der Ballaststoffe und ihrer bei der bakteriellen Degradation im Kolon (Abbau im Dickdarm) anfallenden Stoffwechselprodukte bekannt geworden war. Mittlerweile liegen viele neue, mit exakter Methodik durchgeführte Untersuchungen vor, die zeigen, daß oral aufgenommene Lactobazillen die Intestinalflora beeinflussen, bei Virus- und Pilzinfektionen Wirkung zeigen, wahrscheinlich positiv auf immunologische Abwehrmechanismen wirken.«* (Heinrich Kasper)

- Eine intakte Darmflora verhindert das Ansiedeln pathogener Keime, infektiöse und krankmachende Substanzen werden verdrängt und zerstört;
- die normale Flora regt die lokale Immunität im Darm an;
- durch die permanente Gegenwart von Antigenen (Bildung von Antikörpern) und deren Passage durch die Schleimhäute werden die Mechanismen des Immunsystems permanent stimuliert und die Abwehrbereitschaft aufrechterhalten.

Über die Stärkung des Immunsystems hinaus hat die gesunde Darmflora eine Reihe anderer Aufgaben, wobei ihre Dichte und Beschaffenheit entscheidend ist.

> *»Die Darmflora ist an den Stoffwechselvorgängen beteiligt: Sie regelt die Verdauung bzw. die Passage von Faserstoffen und bestimmten nicht resorbierten oder nur teilweise abgebauten Kohlehydraten wie Stärke, Lactose (Milchzucker) u. a. und setzt sogenannte kurzkettige Fett-*

säuren frei, die den Zellen der Darmschleimhaut als Nahrungsquelle dienen. Darüber hinaus ist sie für die Bildung von Gasen verantwortlich (Wasserstoff, Kohlensäure, Methan). Sie wandeln Gallensäure um, damit sie über den Darm rückresorbiert und durch den Organismus wieder verwendet werden kann.«

NESTLÉ-FORSCHUNG

Die Aufgaben der Darmflora zusammengefaßt

- Sie trainiert und stimuliert das Immunsystem (sie sorgt dafür, daß unsere körpereigene Abwehr ständig trainiert und einsatzbereit ist).
- Sie unterdrückt Krankheitserreger,
- bekämpft schädliche Keime.
- Sie beeinflußt den Fettstoffwechsel durch die Fermentierung der noch nicht verdauten Kohlehydrate wie Stärke und Lactose und setzt so kurzkettige (oder »flüchtige«) Fettsäuren frei.
- Sie spaltet unverdauliche Nahrungsbestandteile auf.
- Sie stimuliert die Darmbeweglichkeit und vermeidet so Verstopfungen.
- Sie produziert Vitamine der B- und K-Gruppe.
- Wie unsere physische Kondition leidet auch unsere Seele, wenn die Darmflora aufgrund einer Unausgewogenheit geschwächt ist. Ihre Balance begünstigt demnach unser Wohlbefinden.

»Der Dickdarm ist mit Abstand der wichtigste Ort der Darmflora. Im Magen gibt es fast keine Bakterien, und auch im Dünndarm siedeln sie in deutlich geringerer Anzahl als im Dickdarm. Die natürliche Darmflora bildet

also die wichtigste Schranke gegen die Ansiedlung und das Wachstum von unerwünschten Bakterien.«

SÜDMILCH-FORSCHUNG

Gründe für die Störung der Darmflora

- falsche Ernährung: – zuviel tierische Nahrung – zu wenig Rohkost bzw. Ballaststoffe – denaturierte Kohlehydrate
- Streß, Hektik, unstete Lebensweise
- Diarrhöe (Durchfall)
- chirurgische Eingriffe am Verdauungstrakt
- falsch angewandte Antibiotika
- Folge von Strahlentherapie
- Bewegungsmangel
- Abführmittel
- Alter

Zeichen für eine geschädigte Darmflora

Oft dauert es Jahre, bis die Schäden einer Darmflora erkannt werden. Zunächst äußert sich Dysfunktion durch:

- Darmträgheit
- chronische Blähungen durch Fäulnis und Gärungsprozesse im Darm
- Müdigkeit, bedingt durch mangelhafte Nährstoffauswertung
- Infektanfälligkeit, z. B. auch Zahnfleischentzündungen

Später folgen die Krankheiten, die auf die Störung des Immunsystems zurückzuführen sind.

Pflege des Darms – Pflege der Darmflora

Die Darmflora kann nur so gut sein wie unsere Nahrung. Die Vermehrung der gesundheitsfördernden Bakterien ist abhängig von dem, was wir essen. Joghurtgenuß unterstützt den Aufbau des bakteriellen Gleichgewichts.

> *»Starterbakterien sind als ein bedeutender Lieferant von Antigenen zu betrachten, die zur Bildung von Antistoffen bei den Wirten führen. Mit der Nahrung zugeführte Mikroorganismen sind offenbar gegenüber ihren Wirten stärker immunogen als die körpereigenen Organismen des entsprechenden Typs im Magen-Darm-Kanal.«*
>
> H. J. KLUPSCH

Bei dem Gedanken an die Regeneration der Darmflora greift wieder das einprägsame Bild des »Tennisplatzes« – der großen Fläche, die unser Darm besitzt, um sich einerseits zu veranschaulichen, wieviele Bakterien an der Darmwand offenbar angesiedelt sein müssen und andererseits, daß die Veränderung einer so großen Hautoberfläche nicht von heute auf morgen geschehen kann. Auch der Umkehrschluß gilt: Wenn unsere Darmflora »entartet«, so geschieht dies nicht plötzlich, sondern es nehmen allmählich vermehrt schädliche Mikroben den Platz der nützlichen ein. Wir müssen also einiges unternehmen, um unsere Darmflora zu pflegen, zu erhalten oder zu regenerieren:

- frischer Joghurt
- Vollwertnahrung
- Rohkost, »lebendige« Nahrung
- Ballaststoffe
- gesäuerte Gemüse
- ausreichend Flüssigkeit

- langsames Essen
- gutes Kauen

Joghurt ist mit seinen therapeutischen Wirkungsweisen Lebensmittel und Medizin zugleich. Um eine Anhaftung der Milchsäurebakterien an den Darm zu garantieren, muß Joghurt nach heutiger Auffassung täglich in individuellen Quantitäten gegessen werden. Die zugeführten Lactobazillen können den Darm nicht dauerhaft besiedeln. Um ihre Arbeit zu verrichten, sind sie sozusagen auf dauernden Nachschub angewiesen. Deshalb täglich Joghurt essen!

Joghurt als Prophylaxe und Heiler

Sauer macht lustig, und die Erfahrungsmedizin weiß schon lange: Saures hält gesund. Mit METSCHNIKOW begann es. Die Wissenschaft bestätigt den Heilwert von Joghurt. Die Beeinflussung der Darmflora durch die Milchsäurebakterien kann Krankheiten vorbeugen. Heute ist der Zusammenhang zwischen geschädigter Darmflora und gestörtem Immunsystem bekannt. Lebende Bakterien des Joghurts regenerieren die Darmflora und stärken damit die körpereigenen Abwehrkräfte. Die Vielfalt der therapeutischen Potenzen kurz gefaßt:

- Förderung der Keimflora des Magen-Darm-Trakts
- Aktivierung des Immunsystems
- antimutagene und krebsverhindernde Wirkung
- Senkung des Serumcholesterinspiegels
- Milchzuckerunverträglichkeit
- bakterielle Produktion von Vitaminen*
- Steigerung der Kalziumresorption
- Verminderung der Konzentration bestimmter Enzyme, die die Umwandlung verschiedener Inhaltsstoffe im Darm in krebsfördernde Substanzen bewirken

Über die Zusammenhänge zwischen Krankheiten, die auf ein gestörtes Immunsystem zurückgehen, und der Wirkweise von Joghurtkulturen wird intensiv geforscht. Joghurt zur Krebsprävention oder zur Senkung des Cholesterinspiegels, Joghurt in Zusammenhang mit der bakteriellen Produktion von Vit-

* Siehe Kapitel: Joghurt und seine essentiellen Inhaltsstoffe (Seite 93)

aminen und der Steigerung der Kalziumresorption – es gibt noch viele Fragen. Die Wissenschaft ist auf dem Weg, bereits beobachtete Wirkungsweisen und heilende Fähigkeiten der in Joghurt konzentrierten Bakterien durch Langzeitstudien zu erhärten. Es liegt an Ihnen, den Joghurtgenuß zu einer Form der freiwilligen Selbstbeteiligung an den Krankenkosten werden zu lassen!

Der überforderte Darm

Wir essen zuviel, unser Sättigungsreflex funktioniert nicht mehr. Wir essen zu hastig, die Nahrung kann nicht entsprechend ausgewertet werden. Abends speisen wir zu spät, denn unser Verdauungssystem hat schon auf Ruhe geschaltet. Ernährungsfehler über Jahre! Der Erschöpfungszustand des Darms kann zur Folge haben, daß die unverdaute Nahrung gärt und fault. Es entstehen Gifte, die der Schleimhaut bzw. der Darmflora zusetzen. Es kommt zu einer Überschwemmung mit Giftstoffen, zur sogenannten »Selbstvergiftung« durch den Darm und zur Überlastung der Leber. Eine schleichende Entwicklung mit Folgen:

- Überlastung der Leber
- Infektanfälligkeit
- rheumatische Erkrankung
- Hautkrankheit/Allergien
- Übergewicht
- chronischer Kopfschmerz
- vorzeitiges Altern

Überlastung der Leber

Wenn im Darm schädliche Mikroben überhand nehmen, werden toxische Stoffe ausgeschieden. Diese können bei einer Überlastung der Leber leicht in den großen Kreislauf unseres Stoffwechsels gelangen und eine Reihe von Störungen auslösen. In einer Forschungsarbeit berichtet H. HAENEL (1965) über seine Beobachtungen an Patienten mit chronischer Hepatitis und Hyperacidität (Übersäuerung) des Magens: Es fehlten Bifidusbakterien und gleichzeitig hatten sich Clostridien (sporenbildende Krankheitserreger) überproportional vermehrt.

Vergleichen wir diese Art der giftigen Ausscheidung aus schädlichen Darmmikroben mit unserer äußeren Umwelt, so läßt sich von einer »inneren Umweltverschmutzung« in Analogie dazu reden. Zur Entlastung der Leber kommt Joghurt eine besondere Bedeutung zu, denn in einer ausgewogenen Darmflora sind die verschiedensten Mikroben ein geeigneter Schutz für dieses Organ.

Joghurt und Hautkrankheiten/Allergien

Einer Rettungsaktion gleich werden diese Gifte über die Haut ausgeschieden. Das, was die Naturheilkunde als folgerichtige Ausscheidung bezeichnet, sind Allergien und Hautunreinheiten, Folgen einer nicht funktionierenden Darmflora bzw. Zeichen der Eigenvergiftung aus dem Darm. Hautreaktionen jeglicher Art sind die Folge.

Kalzium hilft bei Hautkrankheiten. Da die Kalziumaufnahme durch die Säuerung von Milch verbessert wird, ist Joghurt auch hier ein wertvolles Mittel zur Unterstützung der Heilung von Allergien.

Joghurt und Übergewicht

Joghurt regelmäßig verspeist kann langsam, aber kontinuierlich helfen, das Gewicht zu reduzieren. Der differenziert säuerliche Geschmack verändert auf spezielle Weise das Verlangen nach Süßem. Der Weg für eine Ernährungsumstellung auf Frischkost und Gemüse mit seinen wertvollen Ballaststoffen wird frei. Aber Joghurt ist kein Schnellverfahren! Wer fanatisch is(s)t und schnell abspecken möchte, riskiert mit Sicherheit eine Unterversorgung mit lebenswichtigen Nährstoffen. Langsames Abnehmen ist das Ziel. Nur der tägliche Genuß von Joghurt zu Vollwertkost verschafft uns Wohlgefühl und Wohlfühlgewicht. Übergewicht zieht eine Reihe von Krankheiten nach sich und ist nicht bloß eine Frage der Ästhetik.

Joghurt und Verstopfung (Obstipation)

Verstopfung, verzögerte Darmentleerung – die verschwiegene Zivilisationskrankheit scheint noch immer tabu! Als Norm, was die Häufigkeit betrifft, ist der tägliche Stuhlgang Richtlinie. Die akute Verstopfung muß mit dem Arzt besprochen werden. Den verschiedenen Ursachen der chronischen Verstopfung, z. B.

- Störung der Darmflora,
- Ernährungsfehler,
- mangelnde Bewegung,
- Medikamentenmißbrauch (Schlafmittel, Psychopharmaka)

gehen wir selber auf den Grund, um der Selbstvergiftung durch den Darm, dem körperlichen Unbehagen und Hautreaktionen (Rauheit, Ausschlag) zu Leibe zu rücken. Mit einer Ernährungsumstellung bekommt man die Verstopfung allmählich in den Griff. Geben Sie 1–2 Teelöffel Milchzucker als »Futter« für die Darmbakterien in je ein Töpfchen Joghurt, und vergessen Sie Ihre drei Liter Flüssigkeit pro Tag nicht!

Joghurt und Durchfall (Diarrhöe)

Wie die Verstopfung ist der Durchfall oft mehr Krankheitssymptom als Krankheit. Mögliche Ursachen:

- überforderter Darm
- vegetative Störungen, Angst, Aufregung
- unverträgliche Speisen
- Nahrungsmittelvergiftung

Ist der Darm mit Viren infiziert, vor allem mit dem *Escherichia coli,* sprechen wir vom *Reisedurchfall.* Joghurt ist Prophylaxe und inzwischen ein wissenschaftlich anerkanntes Heilmittel. Schon 1963 wurde im Jewish Memorial Hospital in New York City ein Vergleich bei der Behandlung von Durchfall bei Kindern mit einerseits Joghurt aus dem *Lactobacillus bulgaricus* und *Streptococcus thermophilus* und andererseits mit *Neomycin,* einem Antibiotikum, durchgeführt. Das Antibiotikum war dem Joghurt unterlegen: Die mit Joghurt behandelten Kinder waren in 2,7 Tagen genesen, im Gegensatz zu den mit Neomycin behandelten, die in 4,8 Tagen gesund wurden.

KHEM SHAHANI von der Universität Nebraska, einer der Experten in der Joghurtforschung, bestätigte sogar die Heilung der furchtbaren Durchfallerkrankung Ruhr. Die neueste Südmilch-Forschung mit dem *Lactobacillus GG* verweist auf den klinischen Erfolg bei Durchfällen und auf die positive Wirkung von Joghurt selbst bei der Behandlung der Kolitis (Durchfall, einhergehend mit einer Dickdarmentzündung).

Joghurt sorgt dafür, daß die krankmachenden Bakterien ausgeschaltet werden und sich gleichzeitig die Verdauungsaktivität normalisiert. Ein Widerspruch? Joghurt kann einerseits Durchfall lindern und andererseits eine abführende Wirkung haben. Mit Joghurt normalisiert sich das Verhältnis von schädlichen und gesundheitsfördernden Mikroben. Der Darm wird gleichzeitig von krankmachenden Bakterien gereinigt, wodurch die nützlichen ihren Platz einnehmen können und sich der Darm mit ihrer Neubesiedlung regeneriert.

Joghurt lindert auch Durchfall, der auf die Einnahme pharmazeutischer Antibiotika zurückgeht. Heute ist es endlich soweit, daß Ärzte dazu übergehen, eine Antibiotikabehandlung unbedingt mit dem vermehrten Essen von Joghurt zu flankieren. Es versteht sich von selbst, daß bei der Antibiotikaeinnahme nicht nur die »schlechten«, sondern auch die »guten« Bakterien abgetötet werden. Um die Darmflora neu aufzubauen und zu regenerieren, muß eine mehrmonatige konsequente Joghurteinnahme folgen.

Joghurt und Krebs: Eine Hoffnung?

»Einen Krebskranken ohne schwere Störung der Darmflora habe ich noch nicht gesehen ...« Dieser Satz WERNER ZABELS bringt es auf den Punkt. Sind die körpereigenen Abwehrkräfte durch eine starke Störung der Darmflora geschwächt, stehen krebsartigen Zellbildungen nichts entgegen. Neuen medizinischen Untersuchungen zufolge haben wir alle zeitweise Krebszellen in unserem Körper. Im Moment der extremen Immunschwächung steigt die Produktion anomaler Zellen. Mit Joghurt können die körpereigenen Kräfte gestärkt werden, was – mit aller Vorsicht gesagt – eine Krebsprophylaxe darstellt. In diesem Sinne dürfen wir auch die Äußerung der Ernährungswissenschaftler M. GROENEVELD und C. LEITZMANN verstehen:

»Eine weitere Beeinflussung von Krebswachstum ist die Reparatur der veränderten DNS in einer frühen Phase der Krebsentwicklung. Diese Art der Einflußnahme scheint ebenfalls durch Milchsäurebakterien stimuliert zu werden.«*

Über den positiven Einfluß von Milchsäure auf Krebs gibt es verschiedene Versuche im Tierexperiment. Die Milchsäurebakterien *S. lactis* und *L. acidophilus* können z. B. Nitrit aufnehmen. Wenn sich in unserem Organismus Nitrit mit sekundären Aminen verbindet, entsteht krebserregendes Nitrosamin. Auch gibt es Hinweise darauf, daß milchsaure Produkte antikarzinogene Substanzen enthalten. Bifidobakterien, so zeigen Versuche, können positiven Einfluß auf Dickdarmkrebs nehmen. Die Anhaftung des *Helicobacters pylori,* ein Keim, der an der Entstehung von Magengeschwüren und Magenkrebs beteiligt ist, kann laut Nestlé-Forschung durch La1 gehemmt werden. Seine Wirkung beruht offenbar nicht auf der Interaktion zwischen den Lactobazillen und dem *Helicobacter pylori,* sondern auf dem Stoffwechselprodukt des Milchsäurebakteriums, das dem *Helicobacter pylori* den Garaus macht. (H. KASPER)

Tierexperimente sind nicht einfach auf den Menschen zu übertragen. Doch gibt es viele Versuche an Tieren, die Hoffnung machen, daß milchsaure Produkte krebsprophylaktisch und -wachstumshemmend wirken können.

Joghurt und Serumcholesterin

Joghurt kann den Cholesterinspiegel senken und das wohltätige HDL-Cholesterin erhöhen. Nach JEAN CARPER bewirken drei Tassen Joghurt pro Tag eine Senkung des Cholesterinspiegels.

---

* Desoxyribonukleinsäure, das Erbmolekül.

Und wieder KHEM SHAHANI: Seine Verdienste um die Erforschung von Milchsäurebakterien sind nur mit denen von METSCHNIKOW zu vergleichen. Er fand nicht nur heraus, daß Joghurt aus dem *L. bulgaricus* das Wachstum von Krebszellen um 30 % minderte, sondern beschäftigte sich auch mit der cholesterinsenkenden Wirkung von Sauermilchprodukten. Angeregt durch Ergebnisse, die einen Zusammenhang darstellen zwischen einem niedrigen Cholesterinspiegel und dem Verzehr von fermentierter Milch, die bei den afrikanischen Massai gewonnen wurden, ging SHAHANI wie einige seiner Kollegen dieser Spur nach. Auch wenn die wissenschaftlichen Untersuchungen noch keine einheitlichen Ergebnisse zeigen, ist man auf dem richtigen Weg.

Joghurt und die Milch- bzw. Milchzuckerunverträglichkeit

Das Neugeborene, Mensch oder Säugetier, trinkt Muttermilch. Die meisten Europäer und Nordamerikaner – ganz unabhängig von ihrem Wohn- und Aufenthaltsort – vertragen Milch auch als Erwachsene. Die Möglichkeit, im Dünndarm Lactase zu produzieren, behalten sie ein Leben lang. Europäer – »erwachsene Säuglinge«? Anders die meisten Nichteuropäer. Nur noch kurze Zeit nach dem Säuglingsstadium wird Lactase produziert. D. h. nach dem Ausfall kann Milch nicht mehr verdaut werden. Es kommt zu einer Unverträglichkeit. Dieses Phänomen, genetisch begründet, gibt es auch bei Europäern.

Wenn der Darm nur eine geringe Menge Milchzucker spalten und somit resorbieren kann, spricht man von einer Milchzuckerunverträglichkeit (Lactoseintoleranz). Fehlt das Enzym Lactase, kann der Milchzucker nicht gespalten werden. Blähungen, oft Durchfall und Unterleibsschmerzen sind die Folge.

Der Lactase-Effekt von Milchsäurevergorenem geht auf die bereits bekannte Einwirkung der Bakterienarten, z. B. *Lactobacillus bulgaricus* und *Streptococcus thermophilus* zurück. Sie bilden Lactase, mit der Milchzucker in die vom Darm aufnehmbaren Bestandteile Glucose und Galactose aufgespalten wird. Milchprodukte mit den genannten Bakterienarten (oder auch nur mit dem Enzym) durchlaufen eine Art »Selbstverdauung«.

D. h. Joghurt wird von Menschen mit einem Lactasemangel besser vertragen als Milch. Kinder in der Wachstumsphase sind besonders auf Kalzium angewiesen und müssen im Falle der Milchzuckerunverträglichkeit auf Joghurt zurückgreifen. Zur Verbesserung der Haltbarkeit von Joghurt ist ein Teil der im Handel erhältlichen Produkte hitzebehandelt. Eine schlechte Nachricht für den Patienten mit Lactasemangel, denn mit der Erhitzung werden die Milchsäurebakterien abgetötet und die Milchzuckerverträglichkeit erheblich verschlechtert. *»Da die Produzenten unterschiedliche Starterkulturen verwenden, variiert die Lactosetoleranz in Abhängigkeit vom verzehrten Produkt«* (H. KASPER) Um die Anzahl der Lebendkeime, die nur absolute Frische bieten kann, zu garantieren, ist hier angezeigt, Milch selber dickzulegen.

Oft wird das aus der Milchüberproduktion anfallende Milchpulver zur Nahrungsunterstützung in Drittweltländer geschickt. Die Unverträglichkeit von Milch z. B. bei Afrikanern macht diese Hilfsgeste fragwürdig. Ist Joghurt der Retter? Der Zusatz von Milchsäurebakterien würde die ungenutzten Nahrungsreserven der Trockenmilch gerade für unterernährte Kinder erschließen.

Joghurt und Milchallergie

Weil das Milchprotein durch die Milchsäurevergärung verändert wird, können Menschen, die auf das native Protein in der Milch allergisch reagieren, Joghurt besser vertragen. Bei der Gerinnung von Milch zu Joghurt flockt das Protein aus, und es kommt zu einer besseren Verträglichkeit für Milchallergiker.

Joghurt und der weibliche Organismus

Daß die »Pille« Einfluß auf die Darmflora nimmt, hat sich herumgesprochen. Da Joghurt regeneriert, greifen Frauenärzte heute bei Scheideninfektionen gottlob auf das alte Hausmittel zurück. Als Dusche oder direkt auf den Genitalbereich aufgetragen ist das milchsaure Produkt Medizin. Der Wirkerfolg der Anwendung liegt in der Normalisierung des Säuregehalts in der Vagina und ihrer bakteriellen Neubesiedelung. Jüngsten klinischen Beobachtungen zufolge haben Probiotika bei oraler Verwendung nicht nur eine vorbeugende Wirkung bei Darminfekten, sondern auch bei vaginalen Entzündungen. *Candida-albicans*-Infektionen im Rektalbereich führen oft zur vaginalen Reinfektion. Nach sechs Monaten klinischer Untersuchung schnitt die Kontrollgruppe, die die fermentierte Milchprodukte gegessen hatte, am besten ab, und es kam zu einer signifikanten Reduktion der *Candida-albicans*-Besiedlung.

Knochenschwund (Osteoporose)

Joghurt mit seinem leicht verfügbaren Kalzium ist hier optimale Vorbeugung. Der schleichende Knochenschwund – besonders bei Frauen – tritt auf, wenn Kalziumreserven verbraucht sind und keine Substitution nachfolgt. Vorsicht bei extremen Diäten und Milchunverträglichkeit! Sorgen Sie unbedingt für Kalzium!

Joghurt und Langlebigkeit

Die Bulgaren wußten es! Das lange Leben beginnt in der Jugend. Bewußte Ernährung, Sport, frische Luft und Wachsein im Kopf. Das neue Körperbewußtsein, der gut trainierte Sportler, die Kids in Turnschuhen – ist das der Anfang? Couchpotatoes und Astralleiber beweisen: Der Mensch lebt nicht von Brot allein!

Ist das Bewußtsein für eine gesunde Lebensweise schon in der Jugend angelegt, werden wir im Alter davon profitieren. Das heißt, auf den Darm bezogen, Bifidobakterien und Lactobazillen bleiben präsent und lassen sich nicht durch andere verdrängen. Darmbakterien werden heute innerhalb einer Symbioselenkung als Medikament verschrieben. Ob Medizin aus der Apotheke oder Joghurt als biologischer Heiler, ob jung oder alt – wir müssen immer unsere Ernährungsgewohnheiten ändern, um den Bakterien entsprechende Lebensbedingungen zu gewähren. Zucker, Auszugsmehl, raffinierte Kohlehydrate schaffen kein adäquates Milieu.

Joghurt und Alter

Abraham führte sein biblisches Alter auf den Genuß von gesäuerter Milch zurück. Im Gegensatz zu Milch ist Joghurt leicht verdaulich. Seine lebenswichtigen Nährstoffe – Vitamine, Mineralien, besonders das Kalzium – fördern das Wachstum in der Jugend und die Lebensqualität im Alter.

Abgespanntheit und Leistungsschwäche? Oft liegt die Ursache im Darm. Nahrungsmittel werden vom Darm nicht entsprechend ausgewertet – was nichts anderes heißt als Unterversorgung. Ältere Menschen lehnen die schwerer verdauliche Milch oft intuitiv ab. Joghurt aber ist ein vorverdautes Lebensmittel. Die Bekömmlichkeit von Joghurt ist nicht allein darauf zurückzuführen, daß der Milchzucker im Joghurt gespalten wurde, sondern auch darauf, daß die Lactase enthaltenden Mikroorganismen an einer weiteren Spaltung der Nahrung mitwirken. Verdauungsstörungen im Alter sind auch auf die beeinträchtigende Reduktion von Salzsäure im Magen zurückzuführen. Joghurt kompensiert diesen Mangel und hilft auch bei einer gründlicheren Verdauung. Wegen der leichten Verdaulichkeit wird Joghurt z. B. auch nach Operationen empfohlen.

Veränderung der Darmflora mit zunehmendem Alter

Bis zum Erwachsenenalter dominieren Bifidobakterien die Darmflora. Ihre Anzahl verringert sich jedoch stark mit zu-

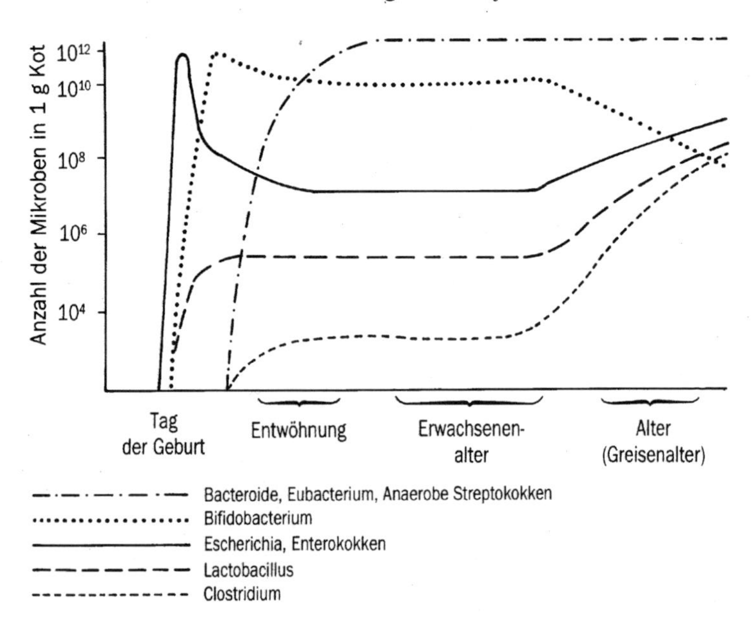

Veränderungen der Intestinalflora mit zunehmendem Alter

Quelle: *Bifidobacteria and health.* Morinaga Milk Industry Co., LTD, 33-1, Shiba 5-Chome, Minato-Ku, Tokyo 108, Japan

nehmendem Alter. Schädliche Bakterien wie *E. Coli* und keimbildende Zellen wie *Clostridium* beherrschen dann vorwiegend die Darmflora. Schädliche Substanzen, die durch diese Mikroben ausgeschieden werden, können vom Darm absorbiert werden und bilden die Ursache für:

- vorzeitiges Altern,
- Schwächung des Immunsystems,
- erhöhte Krebsgefahr.

Verschiedenes

Joghurt: Ein natürliches Antibiotikum?

Die aktiven Bakterien im Joghurt und ihre im Verdauungstrakt freigesetzten Nebenprodukte haben antimikrobielle Eigenschaften und sind natürliche Antibiotika. Sieben natürliche Antibiotika hat man aus den zur Joghurtherstellung verwendeten Kulturen, *L. bulgaricus* und *L. acidophilus,* isoliert. Damit ist nicht gesagt, daß natürliche Antibiotika alle pharmazeutischen ersetzen können. Nach MEIKE GROENEFELD bilden einige Bakterienstämme Antibiotika:

- aus *lactis: Nisin,*
- aus *bulgaricus: Bulgarican,*
- aus *brevis: Lactobrevin,*
- aus *L. acidophilus: Acidophilin, Lactobacillin, Lactocidin* und *Lactolin.*

Joghurt in der Tierhaltung

Milchsäurebakterien bilden eine Schutzflora gegen schädliche Bakterien, nicht nur beim Menschen, sondern auch beim Tier.

In der Nutztierhaltung werden z. B. Lactobazillen dem Tierfutter beigemischt. Mit *L. acidophilus 1* wurde Kälberdurchfall erfolgreich behandelt – das sollte auch unseren Haustieren helfen. Lactobazillen – darauf muß die Forschung hinaus – werden in der Nutztierhaltung niedrigdosierte Antibiotika ersetzen müssen. Der *Lactobacillus reuteri* wird zur Zeit schon aus diesem Grund in Truthahnfarmen erfolgreich eingesetzt. Die jüngsten Verbote von speziellen Antibiotika verweisen auf die Bakterienresistenz, die die gängigen veterinärmedizinischen Medikamente bereits geschaffen haben.

Aktueller Hinweis zur AIDS-Therapie

In einer aktuellen Publikation über Lebendkeime in fermentierten Milchprodukten (*Ernährungs-Umschau* 43/1996) wird dem *Lactobacillus reuteri* eine spezifische therapeutische Wirkung bei AIDS eingeräumt. Der Autor HEINRICH KASPER schreibt:

> *»Lactobacillus reuteri synthetisiert aus Glycerin das sehr potente antimikrobiell wirkende Reuterin, eine mittlerweile chemisch definierte Mischung niedermolekularer Substanzen, die das Wachstum von … Bakterien, Pilzen und Protozoen* hemmen … Es gibt … Hinweise darauf, daß durch deren orale Zufuhr bei hochgradig infektionsgefährdeten AIDS-Patienten die Häufigkeit intestinaler Infekte besonders durch Cryptosporidien** ausgelöst, reduziert wird.«*

---

* Protozoen: Meist einzellige Tiere.

** Besondere Pilzart.

Joghurt hausgemacht

Joghurt und Zeit

Joghurt ist ein Verbündeter der Langsamkeit. Er liebt die Muße. Der Weg von der Milch zum Säuerling ist lang oder kurz, es kommt darauf an, wie wir Zeit erleben. In einer Schrecksekunde kippt sie um und ist sauer. Haben Sie schon einmal Sprossen gezüchtet? Hören Sie das Gras wachsen? Sehen Sie, wie das Gelb von jetzt auf gleich grünt?

Die bedächtige Küchenhandlung ist der Vorläufer für wahres Genießen. Die sinnenhafte Vorbereitung versetzt unseren Körper in Schwingungen, damit er sich auf die Botschaft der Nahrung einstellt. Schnelle Küchen! Fast Food! Nahrungsaufnahme wie Sprit aus dem Schlauch! Das schafft Streß – auch im Magen und in den Verdauungsorganen.

Ergänzen wir die Frage, was wir essen, um die Aspekte:

- wie wir essen,
- wie wir einkaufen
- und wie wir unsere Mahlzeiten zubereiten.

Wie komponiere ich meine Speisen, damit ich sie gut verdaue und gesund bleibe? Fragen wir:

- Wie soll ich essen?
- Wann soll ich essen?
- Wieviel soll ich essen?

Joghurt ist ein Verbündeter der Langsamkeit. Ich setze mich und esse, es kommt Ruhe auf, ich esse mit Freude und Dankbarkeit, ich bin hier mit Leib und Seele.

Joghurt hausgemacht – warum?

Joghurt in seiner besten Qualität hat frisch zu sein. Bei gekauftem Joghurt müssen Qualität und Quantität der Milchsäurebakterien innerhalb der Verfallszeit garantiert sein. Die von den Herstellern festgelegte Haltbarkeit variiert aber zwischen 14 und 40 Tagen. Das macht nachdenklich! Die Keimdichte nimmt mit der Alterung ab. Und was den Transport angeht, so verändert auch dieser die Qualität. Bei hausgemachtem Joghurt haben wir Produktion, Fabrikation und Lustgewinn in der eigenen Hand.

Neben dem Spaß an der Zubereitung garantiert Hausgemachtes den unnachahmlichen Geschmack der Frische. Joghurt *lebt.* Einerseits um eine Nachsäuerung zu verhindern und andererseits um die Haltbarkeit zu verlängern, erhitzen Molkereien Joghurt und töten seine Bakterien. Darf dieses Produkt noch Joghurt heißen?

Erst wer durch den hausgemachten Joghurt kennengelernt hat, wie mild und taufrisch ein Milchprodukt schmecken kann, lernt darüber zu urteilen. Selbstgemacht schmeckt Joghurt fein säuerlich, ist cremig und hat trotzdem eine flockige Konsistenz. Freude bei der Hausarbeit? Für mich ist Joghurt-Ansetzen wie Blumengießen.

Der Charakter des Selbstgemachten:

- garantierte Frische,
- Kontrolle über Milchqualität,
- keine fremden Zusatzstoffe wie künstliche Geschmacksstoffe, Farbstoffe, Zucker, Stabilisatoren,
- keine Nachbehandlung,
- kein Transport, Abfallvermeidung,
- selbst angesetzter Joghurt ist äußerst preisgünstig.

Ein Liter selbstgemachter Joghurt kostet weniger als die Hälfte im Angebot. Einen genauen Preis müssen Sie selber errechnen wegen der Preisunterschiede von Milch und Joghurt als Starter. Ich spare als Einzelperson z. B. ca. 75 %. Wenn eine vierköpfige Familie täglich Joghurt verzehrt, dann lohnt das Rechnen nicht mehr, so günstig ist die Eigenproduktion! Und noch etwas: Stellen Sie sich den Berg von Joghurtbechern vor, der in einer Woche anfällt …

Milch

»Jede Nahrung ist Symbol.«

Neben Brot und Wein, den christlichen Zeichen für Verwandlung, ist der weiße »Urstoff« das bedeutungsvollste Lebensmittel. Als Opfergabe und Götternahrung stiftet Milch mythische Verbindung zwischen Mensch und dem Numinosen. Selbst in ihrer biologischen Funktion bleibt Milch symbolischer Ausdruck. Die stillende Mutter, das saugende Kind, Mutter Gottes, *Maria lactans*. Berührt vom christlichen Marienbild, schauen wir zurück auf das ägyptische Fries und die afrikanische Skulptur »Mutter und Kind« in Milch vereint. Der jungsteinzeitliche Mensch zeichnete die Kontur des Rindes in die Felsenhöhle, bannte und fixierte seine virile Kraft. Das überstarke Rind, furchterregend – genügsam das Weidetier, die Kuh. Friedvoll grasend und wiederkäuend.

Milch für den Aufbau

Milch ist das Lebensmittel, das wir von Tieren annehmen können, ohne sie zu töten. Bei der großen Anzahl von Nahrungsmitteln pflanzlichen Ursprungs kommt der Milch eine absolute Sonderstellung zu. Mensch und Tier dient sie in der ersten Lebensperiode als ausschließliches Nahrungsmittel. Zur Erfüllung dieser Aufgabe ist die Milch mit Nährstoffen ausgestattet, die der Organismus für sein erstes Wachstum benötigt.

Viele Jahre gab es ein heftiges Pro und Contra über den Verzehr von Milch. Milch ist dem Säugling vorbehalten. Den Erwachsenen macht sie krank! – Von Natur aus ist Milch für den Säugling bestimmt. Wegen ihrer universellen Nährstoffzusammensetzung bleibt sie in der Vollwerternährung empfohlen. Sie enthält in biologisch ausgeglichenem Verhältnis Nähr- und Wirkstoffe, die über den Aufbau hinaus den menschlichen Organismus nähren und schützen.

Grasende Kühe wandeln Weiden in Nahrungsenergie um. Obwohl Milch zu den tierischen Lebensmitteln zählt, entfallen Nachteile, die bei anderen tierischen Produkten vorhanden sind. Das Milcheiweiß wird vom menschlichen Organismus optimal assimiliert. Dabei ist die Umsetzung von Weide in Nahrungsenergie ideal: Um eine ähnlich hohe Eiweißausbeute durch Fleisch zu erzielen, ist eine ungleich höhere Menge an Futter nötig! Zur Produktion von 1kg Fleisch müssen 16 kg Soja und Getreide verfüttert werden.

Milch und ihre Inhaltsstoffe

Eiweiss

Für die ernährungsphysiologische Bedeutung des Milcheiweißes ist seine Aminosäurenzusammensetzung maßgebend. Milcheiweiß enthält reichlich essentielle Aminosäuren. Milch- und Pflanzeneiweiß ergänzen sich, wenn wir sie zusammen essen, optimal zu einer höheren biologischen Wertigkeit. Mit einem halben Liter Milch z. B. kann der tägliche Bedarf an allen Aminosäuren, die der Körper selbst nicht bilden kann, gedeckt werden. Im Sinne einer Vollwerternährung mit ihrem ökonomischen und ökologischen Hintergrund sollte der Erwachsene täglich nicht mehr als 1 l Milch oder Milchprodukte in entsprechendem Maß zu sich nehmen.

Milchzucker

Milchzucker (Lactose) ist in Kuhmilch in einer Konzentration von 4,7 % vertreten – im Gegensatz zur Muttermilch mit 6 %. Er kann die Aufnahme von Kalzium, Magnesium, Phosphor und einigen essentiellen Spurenelementen im Körper verbessern. Unter den Mineralstoffen ist Kalzium von besonderer Bedeutung. Kalzium aus Milch oder Milchprodukten ist unentbehrlich für Knochendichte und Zahnfestigkeit.

Fettgehalt

Bei handelsüblicher Kuhmilch liegt der standardisierte Fettgehalt bei 3,5 %. Durch Haltung und Fütterung kann diese Angabe erheblich verändert werden. Das Milchfett ist sehr bekömmlich und Träger der fettlöslichen Vitamine A und D. Lecithin aus dem Milchfett liefert wichtige Aufbaustoffe für unsere Nerven. Neben den fettlöslichen Vitaminen enthält Milch die Vitamine B_2 und das für das Wachstum so wichtige Vitamin B_1. Hinzu kommen die Vitamine B_6, B_{12}, C, E, und K.

Milch aus dem Angebot

Rohmilch

Ihren höchsten Gesundheitswert hat Milch in ihrem natürlichen Rohzustand. Diese Milch darf nur mit spezieller Genehmigung, die sich auf einen kontrollierten Viehbestand und besondere Hygiene bezieht, vom Hof aus verkauft werden.

Vorzugsmilch

Von Amts wegen überwacht kommt Rohmilch unter dem Nahmen »Vorzugsmilch« in den Handel. Sie stammt von kontrollierten Höfen. Wie bei der Rohmilch werden Stall, Tier und Personal auf Hygiene überprüft. Milch, von Natur aus zum sofortigen Verzehr bestimmt, gehört zu den besonders verderblichen Lebensmitteln! Rohmilch wird unmittelbar nach dem Melken gekühlt, schnellstens transportiert. Sie muß innerhalb von zwei Tagen verkauft werden.

Demetermilch – was ist das?

Der biologisch-dynamisch arbeitende Bauer betrachtet seinen Hof als einen Betriebsorganismus. Der Kreislauf von Boden, Futterpflanze, Tier, Dünger, Kompost bilden den Zirkel des Lebendigen. Tiere sind die wichtigsten Organe dieses Regelkreises. In der Qualität der sogenannten Demetermilch spiegelt sich die Güte dieses Zirkels. Anders als in der Massentierhaltung grasen die Kühe vom Demeterhof vorzugsweise auf Weiden. Dem Futter werden keine Zusatzstoffe beigegeben. Im Gegensatz zu einer einseitigen Stallhaltung geht es dem biologisch-dynamisch arbeitenden Bauern um die Bewegung seiner Tiere und den Einfluß des Sonnenlichtes. Die Wiesen der Demeterhöfe aus vielfältigen Kräutern sind hochwertige Pflanzengemeinschaften und bilden gute Voraussetzungen für hochwertige Milch.

Vollmilch

Wenn Rohmilch auf 3,5 % Fett entrahmt, auf 74 °C erhitzt und anschließend auf 4 °C abgekühlt wurde, hat sie einen Pasteurisierungsdurchgang mitgemacht. Mit dem Abtöten von eventuellen pathogenen Keimen werden auch die in der Milch natürlich vorkommenden Milchsäurebakterien zerstört. Mit der Pasteurisierung verändert sich das Milcheiweiß. Es kommt zu einem spezifischen Vitaminverlust. Die im Handel erhältliche Vollmilch muß mit einem Mindesthaltbarkeitsdatum versehen sein. Vorsicht! Im Normalfall ist Milch zusätzlich homogenisiert. Auch das muß auf der Packung angegeben sein. Bei der Homogenisierung werden die Fettkügelchen der Milch unter Hochdruck zerschlagen. Eigentlich können diese Fettkügelchen die Darmwand nicht ohne weiteres passieren. Sie werden zunächst von Enzymen im Darm verdaut. Die unter Druck veränderten Fetteile jedoch können unverdaut in die Blutbahn gelangen und mit ihnen ein Enzym, welches die Fettablagerung in Blutgefäßen und Herzmuskeln begünstigt. Die Milch verliert bei der Homogenisierung an Geschmack. Die biochemische Struktur wird verändert.

H-Milch

»H« heißt haltbar – die Milch unserer Zeit. Je nach Erhitzungsverfahren verliert die Milch nahezu ihren Wert. Alle Verarbeitungsschritte sind Eingriffe in die Lebendigkeit der Milch. Bei der Erhitzung entrahmter Rohmilch in 6 Sekunden auf 150° C und anschließender Abkühlung werden folgende Inhaltsstoffe zerstört:

- 90 % des Milcheiweißes
- 20 % der Vitamine
- 100 % aller Enzyme

Der Verbraucherschutzverband rät vom Kauf von H-Milch ab.

Welche Milchqualität für die Joghurtherstellung wählen?

Joghurt ist abhängig von der Qualität der Milch. Rohmilch und Vorzugsmilch sind die beste Grundlage für Joghurt. Und wie jede andere Milch erfahren sie eine physiologische Aufwertung in der Fermentierung. Guter Grundstock ist auch die pasteurisierte Milch. Ihre schonende Erhitzung hat den Vorteil: Sie können absolut sicher sein, daß keine unerwünschten Bakterien in den Joghurt geraten. H-Milch nur für den Notfall. Und doch könnte man sagen, daß die Milch durch die Fermentierung sozusagen wieder lebendig wird und an geschmacklicher Qualität gewinnt.

Wenn wir heute von Milch sprechen, ist Kuhmilch gemeint. Schaf- und Ziegenmilch sind selten geworden. Im Vergleich zu Kuhmilch sind Schaf- und Ziegenmilch leicht bekömmlich und mit einem höheren Vitamingehalt ausgestattet. Wer die Möglichkeit hat, Schaf- oder Ziegenmilch für Joghurt einzusetzen: Wohlan!

Joghurt und Mikroorganismen

Mikroorganismen sind allgegenwärtig. Doch meist nehmen wir sie nicht wahr. Nur wenn uns eine bakterielle oder virale Erkältung erwischt, wird uns die Macht der Winzlinge bewußt. Andererseits lassen wir uns Wein und Käse munden und Brot aus saurem Teig. Schon früh haben Menschen gelernt, Mikroorganismen zu nutzen. Trotz fehlender Kenntnisse und Zusammenhänge entwickelte sich unsere Eßkultur auf dieser Erfahrung. Erst vor hundert Jahren entdeckte man, daß es Bakterien waren, die solche – als Fermentation bezeichnete – Umwandlungen vollbringen.

Die Rollen, die Mikroorganismen heute spielen, sind vielfältig wie das Leben selbst: sie bauen Rohstoffe auf und Schadstoffe ab, sie vernichten Getreideernten und sanieren Böden. Sie sind Feinde der Krankenhäuser und Freunde der Lebensmitteltechnik. Sie begegnen uns als wirklich gefährliche Angreifer und als Dienstleister. Bakterien waren der Ursprung der unermeßlichen Rohölvorkommen unseres Planeten. Ebenso arbeiten Mikroorganismen entscheidend bei der Zersetzung toter tierischer und pflanzlicher Zellen und der Rückführung ihrer Bestandteile in den Stoffwechselkreislauf mit.

Die Existenz von Mikroorganismen bildet auch die Grundlage von Humus. Nach Rusch stellt die Allgegenwart der Bakterien und ihrer Substanzen ein lebensvermittelndes Prinzip dar.

»Die bakterielle Symbiose ist ein integrierender Bestandteil der Gesundheit aller Lebewesen. Das gilt für die Pflanzen ebenso wie für Tier und Mensch. Zur vollen Gesundheit bedarf der Organismus auch ›lebendiger Substanzen‹, die aus vielen Hunderten Molekülen bestehen und noch mit dem Fluidum ›Leben‹ begabt sind. Erst unter Einbeziehung des Stoffwechsel-Phänomens ›lebendiger Substanzen‹ wird die Ernährung auf den Rang eines echten Lebensvorgangs erhoben und von dem Odium befreit, nur ein Energieprozeß toter Stoffe zu sein. Es geht ein Strom des Lebens in den Organismus hinein und verläßt ihn auch wieder.«

H. MOMMSEN

Heute werden Mikroorganismen gezüchtet – aber woher nehmen? Genau wie Wissenschaftler zum Beispiel in den Tropen nach Heilmitteln forschen und Pflanzenzüchter nach neuen Sorten zur Aufwertung der Hochleistungssorten – so forscht die Mikrobiologie nach neuen Stämmen von Milchsäurebakterien. Wußten Sie, daß, bevor man das Penicillin entdeckte, Tausende von Humus-Proben aus der ganzen Welt zusammengetragen wurden – Piloten halfen bei diesem Projekt des Einsammelns –, bis man fündig wurde?

Wenn Bakterien gute Arbeit leisten: Die Milchsäurevergärung

Eine Vielfalt von Lebensmitteln werden heute durch Fermentierung haltbar gemacht und in ihrem Geschmack verändert. 33 % der in Deutschland verzehrten Lebensmittel sind mit Hilfe von Starterkulturen und Enzymen gestaltet. Oder anders gesagt, Starterkulturen werden heute vielfältig eingesetzt in:

- Futtermitteln,
- Antibiotika,
- Abwasserreinigung,
- Erzlaugungsverfahren,
- Verfahren zur Verwertung von Abfällen aus der Massentierhaltung,
- Müllkompostierung,
- Verwendung in pharmazeutischen Produkten.

Zurück zur Milch. Der Ausflug war nötig, um auf die Breite von Bakterien hinzuweisen, und auch einen Blick in die Zukunft zu werfen. Ich darf wiederholen: Für die Umsetzung von Milch in Joghurt werden Milchsäurebakterien benötigt – und diese sind von Natur aus weit verbreitet. Ihre Nahrung ist der Milchzucker, ihr Stoffwechselprodukt die Milchsäure.

Um einen ernährungsphysiologisch hochwertigen Joghurt zu erhalten, nutzt man heute sehr speziell erforschte Bakterien und setzt sie der Milch zu. Dadurch kommt es zu einer Dicklegung, während der sich eine Reihe von Stoffwechselveränderungen abspielen, die für unsere Gesundheit außerordentlich wichtig sind.

Die in Deutschland angebotenen Joghurtsorten basieren hauptsächlich auf folgenden Bakterien:

- *Streptococcus thermophilus* und *Lactobacillus bulgaricus*,
- *Lactobacillus acidophilus* (z. B. LC1 von Nestlé),
- *Lactobacillus GG* (Südmilch),
- *Lactobacillus casei* (Yakult und Danone),
- *Bacterium bifidum*.

Die PR-Arbeit um die probiotischen Milchsäurebakterien und ihre Gesundheitswirkung stellt den alten Säuerling *L. bulgaricus* in Frage. Doch der ernährungsphysiologische

Wert vom »normalen« Joghurt ist nach wie vor gegeben. Wer besonderen Wert auf die spezielle Wirkung im Dickdarm legt, wird zum probiotischen Joghurt greifen. Herkömmlicher Joghurt ist flockig und sauer. Die fließende Konsistenz und der fein-säuerliche Geschmack der neuen Generation besticht. Beide Joghurtarten helfen dem Körper, gesund zu bleiben und die natürlichen Abwehrkräfte zu stärken.

Gerätschaften und Hygiene

- Milchtopf
- Thermometer
- Starter
- evtl. ein elektrischer Joghurtbereiter
- Gläser, Schüsseln, Schneebesen

Alle Gerätschaften, die ich für die Milchsäurevergärung nutze, durchspüle ich vor dem Gebrauch mit heißem Wasser. Nicht den Deckel der Joghurtgläser vergessen. Und: Der Topf zur Erhitzung der Milch muß einwandfrei sein, aus Edelstahl oder z. B. aus Glas.

Zum elektrischen Joghurtgerät

Besonders für den Anfang ist der elektrische Joghurtbereiter mit seiner garantiert gleichmäßigen Wärme eine Hilfe. Am Beginn wird auch ein Thermometer gebraucht – bis die Erfahrung uns sicher macht. Später wird das Gefühl uns leiten! Ein warmer Platz oder ein in Decken gehüllter Topf kann das elektrische Gerät ersetzen.

Hygiene

Genauso wie sich in gleichmäßiger Wärme Milchsäurebakterien mehren, können sich Fremdkeime in den Fermentierungsprozeß einschleichen und vervielfältigen. Wichtig ist es, den Arbeitsplatz und alle Geräte sauber zu halten!

Zubereitung Schritt für Schritt

Erwärmung der Milch

1 l Voll- oder fettarme Milch wird kurz bis zum Siedepunkt gebracht und gleich von der Kochstelle genommen. Vorzugs- und Rohmilch muß einmal aufgekocht werden, um eventuelle Fremdkeime ganz auszuschließen. (Die Erhitzung der Milch nimmt Einfluß auf die Festigkeit des Joghurts.) Sollten Sie H-Milch wählen, so wird diese nur auf ca. 42 °C oder – im Joghurtgerät – gar nicht erhitzt.

Bei einer natürlichen Fermentation beginnen die in der Milch vorkommenden Mikroorganismen aktiv zu werden. Wärme, Sauerstoff und Zeit begünstigen die Vermehrung der Milchsäurebakterien. Und wir setzen diesen Prozeß in der Küche künstlich in Gang.

Damit die Milch nicht anbrennt, geben Sie zunächst etwas Wasser in den Topf und rühren gut oder erwärmen die Milch Ihrer Wahl im Wasserbad. Die Milch abkühlen lassen, die Temperatur mit einem Thermometer überprüfen, 42 °C sind optimal. Der Wärmegrad der Milch hängt davon ab, mit welchem Lactobacillus der Joghurt dickgelegt werden soll.

- Für den *Lactobacillus bulgaricus* brauchen wir 45° bis 47 °C,
- für den *Streptococcus thermophilus* 37° bis 42 °C,
- für den *Lactobacillus acidophilus,* die »Biogarde«, ca. 42°–44 °C.

Vorsicht! Bei ca. 60 °C sterben die Milchsäurebakterien ab.

Impfung der Milch

Joghurt ist mein Impfstoff. Um von der Vielzahl der verschiedenen Bakterienstämme und ihren vielfältigen Geschmäckern und spezifischen Heilwirkungen zu profitieren, impfe ich Milch mit handelsüblichem Naturjoghurt. Bitte verwenden Sie keinen Fruchtjoghurt.

Es geht darum, einen Joghurt zu züchten, der im Ergebnis eine hohe bzw. gesundheitsfördernde Bakterienzahl hat. Für die Impfung muß er frisch sein, um mit hoher Keimzahl als Starter die Dicklegung der Milch zu bewirken. Auf der Suche nach einem geeigneten Joghurt ist folgendes anzumerken: Die klassischen Joghurtkulturen, mit dem *Streptococcus thermophilus* und dem *Lactobacillus bulgaricus* haben eine große Stabilität für die Weiterzucht und können viele Male genutzt werden. Die neuen Joghurtspezies der Biogarde, zu der *Lactobacillus acidophilus* und die Bifidobakterien gehören, sind weniger stabil. Hier heißt es für die Joghurtherstellung schon für die 2. Generation frisch gekauften Joghurt zur Fermentierung wählen! Der klassische Säuerling ist also für den Anfänger besonders geeignet. Mit zunehmender Sicherheit wächst Ihr Erfolgsgefühl, Joghurt wird zum Experimentierfeld sinnlicher Erfahrung.

Auf 1 l Milch rechnen wir ca. 2 gehäufte EL Joghurt ihrer Wahl. Damit sich unser Impfstoff gut verteilen kann, wird Joghurt mit einem Schneebesen in die Milch gerührt. Wenn Sie selbstgemachten Joghurt als Starter nutzen, sollte dieser absolut frisch sein. Behalten Sie für einen Neuansatz 2–3 EL zurück.

Reifungszeit

Die unterschiedlichen Milchqualitäten und auch die Verschiedenartigkeit der Joghurtkulturen führen dazu, daß wir von einer durchschnittlichen Reifungszeit von ca. 4 Stunden sprechen müssen.

- Kürzere Reifungszeiten schaffen einen milden Joghurt.
- Längere Zeiten einen herberen Geschmack. Bei einer Überbrütung steigt der Gehalt an linksdrehender Milchsäure.
- Um den Bakterien ihre notwendige Entwicklungszeit zu geben, muß eine Mindestzeit von 3 Stunden eingehalten werden.

Warmstellen

Füllen Sie die geimpfte Milch in Gläser oder ein adäquates Gefäß. Verschließen Sie die Behältnisse und stellen Sie sie warm.

WARMHALTEPLÄTZE

- Heizen Sie den Backofen auf 60 °C, schalten ihn nach 30 Minuten ab und stellen Ihre geimpfte Milch hinein. Oder
- geben Sie die Gläser in eine Kochkiste oder in eine gut isolierende Kühltasche mit 2 Flaschen heißem Wasser oder
- in eine gut schließende Thermoskanne oder
- nutzen Sie eines der im Handel angebotenen elektrischen Warmhaltegeräte für die Joghurtbereitung, aber bitte mit einer Zeiteinstellung.

Alle diese Methoden führen zum Ziel. Finden Sie Ihren persönlichen Weg.

Kühlung

Zur Abrundung des Reifeprozesses muß Joghurt anschließend in den Kühlschrank zum Nachdicken. Kosten Sie zwischendurch die Geschmacksqualität. Seine beste Güte hat er nach einer Kühlung von 12 bis 24 Stunden. Länger als eine Woche nach der Dicklegung kann man Joghurt nicht mehr als frisch bezeichnen.

Was ist schiefgegangen?

Meine Gebrauchsanweisungen, Zeitvorgaben und Berechnungen sind Richtmaße, die Sie mit Ihrer Erfahrungen fortschreiben. Viele Faktoren können die Dicklegung der Milch verändern. Im Sommer z. B., man glaubt es nicht, kann sie länger dauern.

Der Joghurt hat nach der vorgeschriebenen Zeit keine Festigkeit. Ursache:

- Die Milch wurde nicht ausreichend erhitzt.
- Die Milch war zu heiß (60 °C), die zugegebenen Joghurtbakterien wurden abgetötet.
- Die Milch war alt.
- Die Milch enthielt Fremdstoffe, z. B. aus Umwelt, Fütterung oder Medikamenten.
- Der Joghurt als Starter war zu alt.
- Sie haben die notwendige Sorgfalt bei der Säuberung der Gläser usw. nicht eingehalten.
- Der Joghurt war Vibrationen ausgesetzt; stand er z. B. in der Nähe des Kühlschranks oder direkt darauf?
- Die Balance zwischen Joghurt als Starter und Milch war falsch bemessen.
- Die Reifungstemperatur war zu schnell abgesunken.

Der Joghurt ist körnig. Ursache:

- Die Verteilung des Starters in der Milch ist trotz des Umrührens nicht gelungen.

Mein Joghurt hat rote Punkte auf der Oberfläche. Ursache:

- Rote Punkte sind ein Zeichen für Hefesporen. Sie können durch eine Infizierung aus der Luft in die Milch gelangt sein, oder die Sporen lagerten im Geschirr.

Es hat sich Molke vom Joghurt abgesetzt. Ursache:

- Sie haben die Zeit der Fermentation überschritten. Molke setzt sich ab als Zeichen einer Übersäuerung. Auch bei einer Überlagerung von Joghurt trennen sich Gallerte und Molke.

Die Konsistenz des Joghurts ist ungewöhnlich, anders als die des gekauften Produkts. Ursache:

- Gekaufter Joghurt ist je nach Herstellungsverfahren stichfest und homogen. D. h. seine Beschaffenheit ist gleichförmig. Der hausgemachte Joghurt kann flockig sein, oder es bilden sich Schichten. Das ist sein Charakter.

Fragen

Hat die Reifungstemperatur Einfluß auf die Menge der sich bildenden rechtsdrehenden Milchsäure?

- Ja. Bei einer Temperatur, die höher als 45 °C ist, kommt es zu einer Übersäuerung und gleichermaßen zu einer Anhebung der linksdrehenden bzw. Abfallen der rechtsdrehenden Milchsäure. Die ideale Temperatur ist 42 °C.

Was geschieht, wenn man Rohmilch nicht abkocht?

- Leider muß Rohmilch aus Gründen der Hygiene abgekocht werden. Das erscheint paradox: Frische, in jeder

Weise unbehandelte Milch ist schließlich ein Therapeutikum. Aber im lauwarmen Milieu der Dicklegung keimen eben nicht nur die erwünschten Lactobazillen.

Können die verschiedenen Milchqualitäten mit ihrem unterschiedlichen Fettgehalt das Wachstum der Joghurtkulturen beeinflussen?

- Der Milchfettanteil hat keinen Einfluß auf die Dicklegung, aber auf den Geschmack.

Kann man Joghurt einfrieren?

- Joghurtkulturen können bei geringem Keimverlust eingefroren werden. Die Gallerte, das Typische des klassischen Joghurts, geht beim Einfrieren verloren.

Kann man aus Sojamilch Joghurt herstellen? Der Vollständigkeit halber möchte ich die Frage beantworten:

- Grundsätzlich ja. Die Milch aus Soja hat einen anderen Aufbau als unsere Kuhmilch. Ihr fehlt die Lactose, der Milchzucker, der für die Säuerung notwendige Stoff. Es bedarf zur Herstellung von Sojajoghurt einer Starterkultur aus dem Reformhaus und der Zugabe von Milchzucker. Trotz meiner vielen Versuche: knifflig. Folgen Sie den Informationen, die die Starterkulturhersteller empfehlen, denn Joghurt aus Sojamilch gelingt nicht mit gekauftem Joghurt als Starter.

Kurzer Überblick

FÜR DEN ERFOLG SEI EMPFOHLEN:

- frische Milch,
- ausgewogenes Verhältnis von Joghurtkultur und Milch,
- stabile Temperatur für die Reifung,

- genaue Einhaltung der Erhitzung und Abkühlung der Milch,
- absolut frischer Joghurt für die Neuimpfung,
- hygienisch einwandfreie Gerätschaften,
- ausgewogene Reifungszeit.

TIPS:

- Joghurt wird stichfester, wenn ihm Milchpulver zugesetzt wird.
- Wollen Sie einen Fruchtjoghurt bereiten, so legen Sie die Früchte auf den Boden des Gefäßes und gießen die geimpfte Milch darüber. Ich empfehle, das Behältnis in diesem Falle vorzuwärmen, damit das Obst die Temperatur nicht senken kann.
- Der Fettgehalt des Joghurts, mit dem Sie impfen wollen und der der Milch sollten möglichst übereinstimmen. Der Fettgehalt ist auf der Packung aufgedruckt. Stimmen Fettgehalt von Impfjoghurt und Milch nicht überein, kann es passieren, daß die Milch nicht dickt.
- Sollte ein Versuch schiefgehen, lassen Sie sich nicht entmutigen. Sie arbeiten mit lebenden Organismen! Wie das Auskeimen der Samen in der Sprossenzucht ist das Dicklegen der Milch ein Wachstumsprozeß. Wir beobachten und gehen sorgsam – langsam – ans Werk.

Exkurs: Joghurt und Umwelt

Gottlob, heute gibt's Joghurt in Mehrweggläsern. Der umweltbewußte Kunde greift zu. Wer durch Werbung verführbar ist, zahlt für die Verpackung mehr als für den Inhalt. Ich meine nicht den unscheinbaren weißen Becher von einst – der kam und blieb. Ich spreche vom mutierten »Weinglas« aus Plastik, vom doppelbödigen Kammersystem als Joghurtbehältnis. Optische Verführung, Kitsch, bei hohem Materialverbrauch wenig Inhalt. Umweltschutz ist nicht nur ein Gebot ökologischer, sondern auch ökonomischer Vernunft.

Mit dem standardisierten Joghurtglas sparen wir erhebliche Kosten und Müll. Und doch: was passiert, bevor etwa ein Glas Erdbeerjoghurt auf unserem Tisch steht? Milch aus einer naheliegenden oder fernen Molkerei? Starter aus Niebüll im hohen Norden? Früchte aus Israel? Der Aluminiumdeckel aus dem Ruhrgebiet? Transportverpackungen, Pappen, Leim und Kunststoffolien, Paletten – zusammengeholt aus den verschiedensten Winkeln Deutschlands?

Die Verkehrswissenschaftlerin STEFANIE BÖGE ging mit einem Erdbeerjoghurt auf die Reise. Sie wollte nachvollziehen, wie die Transportketten mit ihren Umwegen funktionieren. Ihr Ausgangspunkt war Stuttgart. Die Firma Südmilch unterstützte ihre Arbeit. Kurze Auswertung der »unendlichen Reise«: 7587 Kilometer. Umgerechnet auf einen Erdbeerjoghurt von 150 Gramm würde jede Portion 9,2 Meter weit fahren, bis er in Stuttgart in der Kühltheke landet. 9,2 Meter? Mag der ein oder andere denken, das ist doch kein langer Weg! Hier ist die Frage: Wieviel Meter hätten gespart werden können, wenn im regionalen Verbund produziert und verkauft würde?

Wie ich schon sagte: Joghurt hausgemacht!

Einladung in die Joghurtküche

Vorwort

Die Schnelligkeit unserer Zeit sorgt für Veränderung. Imbiß, schnelle Küche, Kantinen und allenthalben Streß. Das Marktangebot oft schrill. Nahrung vom Designer? Gesundheit als Profit?

Immer mehr Menschen reagieren auf die zunehmende Industrialisierung unserer Nahrung mit einer neuen Kultur der Häuslichkeit und des Selbstgemachten. Der Tisch ist regional und saisongemäß gedeckt. Das ist kein falsches »Zurück-zur-Natur« bäuerlicher Romantik. Das Hausgemachte ist ein bewußter Schritt. Säen und Ernten, die Kunst des Wartens als Voraussetzung allen Gedeihens. Und natürlich beeinflussen Emotionen unsere Gesundheit, steuern zur Genesung bei und haben Einfluß darauf, wie ein Nahrungsmittel vom Körper aufgenommen wird.

Wer mit Hingabe backt, Sprossen und Grünkraut erntet, wer Milch dicklegt, sucht Lebensqualität und Entspannung im Einfachen. Denn alles braucht seine Zeit. Und oft die Frage: Wo finde ich im Angebot die besten Lebensmittel? Gesund essen heißt nicht nur gute Lebensmittel wählen, sondern auch danach fragen, unter welchen Bedingungen sie gewachsen sind: Woher kommen sie, wie lange waren sie unterwegs, wieviel Verpackung tragen sie mit sich? Ein ganzheitlicher Lebensstil bedenkt im täglichen Essen und Trinken auch die Welternährung in ihrem Ausdruck von Not und Hunger. Der Ernährungswissenschaftler KLAUS LEITZMANN sagt dazu:

> *»Vollwert-Ernährung ist eine ökologische und sozialverträglich orientierte Ernährungsweise, bei der gesundheitlich wertvolle Lebensmittel schmackhaft zubereitet wer-*

den. Vollwert-Ernährung ist eine überwiegend lacto-vegetabile Ernährungsform, in der Lebensmittel bevorzugt werden, die möglichst wenig verarbeitet sind. Hauptsächlich besteht sie aus Vollkornprodukten, Gemüse und Obst, Kartoffeln, Hülsenfrüchten sowie Milch und Milchprodukten. Daneben können auch geringe Mengen an Fisch, Fleisch und Eiern enthalten sein. Es wird empfohlen, die Kost schmackhaft und schonend zuzubereiten und etwa die Hälfte der Nahrungsmenge als unerhitzte Frischkost (Rohkost) zu verzehren. Lebensmittelzusatzstoffe sollten vermieden werden… Zusätzlich zu den gesundheitlichen Aspekten werden auch die Umwelt- und die Sozialverträglichkeit des gesamten Ernährungssystems in die Betrachtungen und Empfehlungen gleichrangig einbezogen. Das bedeutet insbesondere, Erzeugnisse aus anerkannt kontrolliert-ökologischer Landwirtschaft… zu bevorzugen, den Einsatz umweltverträglicher Technologien zu fördern, den Futtermittelimport aus Entwicklungsländern zu vermindern sowie eine weltweit gerechte Ernährungs- und Agrarpolitik anzustreben.«

Joghurtinformationen

Wissen kann neue Bedürfnisse wecken. Darum der Ausflug in die Milchwirtschaft. Was sollten wir wissen, wenn wir Joghurt kaufen?

Joghurt aus der Milchwirtschaft

Im deutschen Marktangebot gibt es Joghurt mit verschiedenen Fettstufen.

- Magerjoghurt 0,3 % Fett
- fettarmer Joghurt 1,5 % Fett
- Vollmilchjoghurt 3,5 % bis 3,8 % Fett
- Sahnejoghurt 10 % Fett

Guter Joghurt wird bestimmt von

- der Qualität der Milch, Roh- oder Trinkmilch,
- den verwendeten Joghurtkulturen,
- dem Herstellungsverfahren
- und nach dem Kriterium der links- und rechtsdrehenden Milchsäure.

Stichfester Joghurt wird in Tanks gerührt – dickgelegt – und in Portionsbecher abgefüllt.

Das Produktionsschema für die Joghurtherstellung ist immer gleich:

- die Milch wird angeliefert und der Fettgehalt eingestellt,
- durch Eindampfen oder Zufügen von Milchpulver wird die Trockenmasse erhöht,

- die Masse wird erhitzt, abgekühlt und homogenisiert,
- im Becher abgefüllt oder im Tank gerührt werden die Joghurt-Starter zugegeben,
- Bebrütungszeit 2–5 Stunden bei 42 °C, je nach Starterkultur verschieden,
- alles wird auf 6 °C abgekühlt,
- gelagert und ausgeliefert.

Aussehen und Konsistenz:

- leicht glänzende Oberfläche, reine, relativ feste Gallerte

Geruch und Geschmack:

- je nach Starterkultur sauer oder mildsauer

Dem Hersteller sind verschiedene gesetzliche Verordnungen auferlegt:

- Liste der Zusatzstoffe,
- Mindesthaltbarkeitsdatum,
- Mengenangabe.

Jeder, der Joghurt selber züchtet, weiß, daß die Präzision das Handwerk bestimmt. Das wissen auch die Hersteller, jedoch leitet sich daraus keine homogene Qualität der verschiedenen Joghurtsorten ab. Es gibt heute Bestrebungen, die Haltbarkeit von Joghurt durch eine abschließende Wärmebehandlung auf drei Monate zu verlängern. Das ist bedenklich! Eine Erhitzung, die diese Verlängerung der Haltbarkeit ermöglicht, tötet die Milchsäurebakterien und tilgt die therapeutische Wirkung. Vorsicht – diese Nachbehandlung schädigt auch das Protein und reduziert Vitamine. Korrekterweise dürfte dieses Produkt den Namen »Joghurt« gar nicht führen.

Joghurt aus dem Angebot

Wer sich im Reformhaus umsieht, hat es leichter! Das Riesenangebot des Supermarktes – wer weiß hier schon recht zu wählen? Schillerndes Angebot in Form und Farbe, Aufdruck und Gestalt. Reiner Joghurt, rechtsdrehend, linksdrehend, natur, mild, kräftig, mit und ohne »Fruchtzubereitung«, Frucht und Fruchtstückchen, Joghurtmüsli, Knusperjoghurt, stichfest, cremig gerührt – ja wo ist denn hier das Verfallsdatum? Ist der Diätjoghurt, wie es der Name verspricht, wirklich ohne Zucker?

Wer sichergehen will, kontrolliert den Aufdruck des Herstellers sehr genau. Billigangebote ohne komplette Information? Sie entscheiden. Nach hiesiger Verordnung muß der Aufdruck auf dem Becher Auskunft geben über:

- Joghurtkulturen (siehe unten),
- Hersteller/Produktionsort,
- Bezeichnung der Standardsorten wie Diätjoghurt, Biojoghurt, Fruchtjoghurt,
- Füllgewicht,
- Fettgehalt,
- Zutatenliste der Binde-, Verdickungs-, Geliermittel, Aromastoffe, Konservierungsstoffe, Frucht- und Getreidezutaten,
- Haltbarkeitsdatum. Das aufgedruckte Datum der Mindesthaltbarkeit sollte ein Garant für einwandfreie Frische sein,
- Art der Weiterbehandlung wie »wärmebehandelt« oder »ultrahocherhitzt«,
- Nährwerte wie Kalorien, Eiweiß, Fett, Kohlehydrate, Vitamine.

Vorsicht, wenn der Joghurtdeckel leicht gewölbt ist: Was beim Kefir Zeichen und Folge der natürlichen Kohlensäurebildung ist und Qualität verrät, ist beim Joghurt Anzeichen von verdorbenem Inhalt.

Mit der Einführung neuer Joghurtsorten, die sich »Probiotika« nennen, muß der Konsument seine Kenntnisse über Joghurt erweitern. Wir unterscheiden zwischen dem klassischen Joghurt aus

- *Lactobacillus bulgaricus*,
- *Streptococcus thermophilus*;

den Joghurttypen der *Biogarde*

- *Lactobacillus acidophilus* mit dem *Bacterium bifidum*,
- *Lactobacillus casei*

und den neuen Probiotika

- *Lactobacillus GG*
- *Lactobacillus acidophilus (La1)*.

Einer der wesentlichen Unterschiede zwischen dem Joghurt der herkömmlichen Art zu den Probiotika ist, daß diesen neuen Joghurttypen Milchsäurebakterien nicht nur zur Fermentierung zugegeben werden, sondern auch noch nach der Dicklegung. Diese Maßnahme erhöht die Dichte der lebenden Keime. Die Chance, daß mehr lebende Keime in den Darm gelangen, wird so erhöht und steigert die therapeutische Wirkung.

TIPS

- Die Kühlung hat Einfluß auf Geschmack und Haltbarkeit – bitte sorgen Sie dafür, daß Sie Joghurt im Hochsommer nicht aus der Kühlkette nehmen. Erhalten Sie die Temperatur beim Transport durch eine Kühltasche konstant.
- Studieren Sie die Aufschrift auf den Bechern kritisch! Ver-

gleichen Sie diese mit den Informationen aus dem vorliegenden Buch.

- Ihr Verhalten wird in Zukunft mitbestimmen, ob der Aufdruck auf dem Joghurtbecher ergänzt wird. Schreiben Sie an den Hersteller, fragen Sie nach der Dichte der Bakterien. Eine Postkarte genügt!
- Verwechseln Sie bei den neuen Produkten nicht Werbung und wissenschaftliche Information. Die Firmen werben mit Forschungsergebnissen.
- Joghurt *muß* lebende Bakterien haben. Joghurt, in dem die Kulturen nach der Reifung noch einmal erhitzt werden, um die Haltbarkeit zu verlängern, haben keinen therapeutischen Wert im Sinne des echten Joghurts.
- Auch gibt es Joghurt, dem Säure hinzugefügt wird und der durch eine künstliche Eindickung seine Konsistenz bekommt. Das ist einfach Schwindel!

Joghurt und seine essentiellen Inhaltsstoffe

Bei der Milchsäurevergärung entsteht ein Eiweiß von hohem biologischen Wert, d. h. ein Milcheiweiß, das besonders gut vom Körper aufgenommen wird. Beim Säuern der Milch flockt das Protein *Casein* als lockere weiße Masse aus und wird dadurch leichter verdaulich. Anders als beim Trinken von Milch entstehen im Magen keine groben Gerinnsel, die vom Verdauungsenzym nur schwer zerteilt werden können. Es kommt auch zu einer Freisetzung von Fettsäuren, bzw. zu leichter Verdaulichkeit und Absorbtion der Fette.

Eiweiss/Proteine

- Das leichtverdauliche Eiweiß aus Joghurt ist besonders hilfreich für Kinder im Wachstum, überanstrengte Erwachsene und alte Menschen.

- Joghurtprotein sorgt dafür, daß Stoffwechselschlacken in Gehirn und Nervengewebe abgebaut werden.
- Joghurteiweiß enthält Schutzstoffe für die Leber.

Fett

Ein Teil des im Joghurt lagernden Fetts bietet sich als lebensnotwendige ungesättigte Fettsäure an. Durch kleinste Verteilung der Fetttröpfchen ist das Milchfett einer Emulsion gleich und daher ganz besonders leicht bekömmlich. Fettlösliche Vitamine werden so einfacher in der Darmwand aufgenommen.

Kohlehydrate

Durch den Stoffwechsel innerhalb der Milchsäurevergärung sind die Kohlehydrate in Milchzucker aufgespalten und schaffen das Klima für die Arbeit der Darmbakterien. Die Verwertung der unverdaulichen Ballaststoffe wird garantiert und die Vitamin-K-Zufuhr sichergestellt.

Physiologische Milchsäure

Im Gegensatz zur linksdrehenden Milchsäure ist die *rechtsdrehende* eine physiologische Milchsäure. Sie sorgt für die Regeneration und Erhaltung der Darmflora und stärkt unser Immunsystem.

Vitamine, Mineralien und Spurenelemente

Joghurt enthält die Vitamine A, E, K, B_1, B_2, B_6, B_{12}, C, D, Folsäure, Kalzium, Magnesium und Phosphor. Während man bei Joghurt von einer optimalen Kalziumaufnahme im Vergleich zu Milch sprechen kann, wird eine Assimilation der anderen Mineralstoffe und Spurenelemente nicht verändert. Zum Vitamingehalt des Joghurts gibt es unterschiedliche Forschungsergebnisse. In puncto Vitaminverbrauch und -synthese der Bakterien sind die Ergebnisse sehr heterogen. Der *Lactobacillus bulgaricus* verbraucht Folsäure, während der

Streptococcus thermophilus den Joghurt mit diesem Vitamin anreichert. Milchsäurebakterien verbrauchen einen erheblichen Teil der Vitamine aus der Milch. Einerseits werden Vitamine beim Stoffwechsel gebraucht. Andererseits bilden sie sich neu, was von mehreren Faktoren abhängt:

- Qualität der Milch,
- Verschiedenartigkeit der Bakterienstämme,
- Fermentationsdauer.

Der Vitamingehalt

Vitamin/100g	*Milch*		*Joghurt*	
	Vollmich	*entrahmt*	*vollfett*	*mager*
Vitamin A (IE)	148	–	140	70
B_1 (µg)	37	40	30	42
B_2 (µg)	160	180	190	200
B_6 (µg)	46	422	46	46
B_{12} (µg)	0,39	0,4	–	0,23
Vitamin C (µg)	1,5	1,0	–	0,7
Vitamin D (IE)	1,2			
Vitamin E (IE)	0,13	–	–	Spuren
Folsäure (µg)	0,25	–	–	4,1
Nikotinsäure (µg)	480	–	–	125
Pantothensäure (µg)	371	370	–	381
Biotin (µg)	3,4	1,6	1,2	2,6
Cholin (µg)	12,1	4,8	–	0,6

IE = Internationale Einheit

Quelle: Nestlé Forschungszentrum, Lausanne

Die Inhaltsstoffe kurz

- *Eiweiß*
- *Fett*
- *Glukose*
- *Fruktose*
- *Saccharose*
- *Maltose*
- *Lactose*
- *Essigsäure*
- *Buttersäure*
- *Milchsäure*
- *Kalzium*
- *Phosphor*
- *Natrium*
- *Kalium*
- *Magnesium*
- *Eisen*
- *Chrom*
- *Kupfer*
- *Mangan*
- *Selen*
- *Zink*
- *Fluor*
- *Biotin*
- *Pantothensäure*
- *Folsäure*
- *Vitamin* B_1
- *Vitamin* B_2
- *Vitamin* B_6
- *Vitamin* B_{12}
- *Vitamin C*

Joghurteigenschaften kurz

- fördert die körpereigene Abwehrkraft
- antimikrobielle Eigenschaften gegenüber unerwünschten Bakterien
- optimale Verdauung und Aufnahme der Proteine
- senkt die allergische Reaktion auf native Proteine
- feine Ausflockung des *Caseins*
- senkt den pH-Wert im Magen und sorgt für ein gutes Klima zur Eiweißverdauung
- Freisetzung von Fettsäuren
- leichte Verdaulichkeit und Absorbtion der Fette
- fördert die Verdauungssekretion: Speichel, Galle, Magensaft und Bauchspeicheldrüse
- trotz schneller Magenentleerung Auswertung der Mineralien Kalzium, Phosphor und Eisen
- reduzierter Lactosegehalt
- feiner Geschmack und Geruch, angenehme Konsistenz

Joghurtrezepte

In meinen Sprossenbüchern verzichtete ich auf tierische Produkte. Vor ca. fünf Jahren entdeckte ich die Milchsäurevergärung von Gemüse. Danach begann ich, Milch zu fermentieren und las alles, was ich zu diesem Thema finden konnte. Darum mein Ausflug in die Milchwirtschaft.

In China heißt es, jeder Arzt muß ein wenig Koch und jeder Koch ein wenig Arzt sein. Joghurt ist Heilmittel rund ums Jahr und entfaltet seine Kräfte und die Einzigartigkeit des Geschmacks unabhängig von der Jahreszeit im täglichen Genuß. Auch Gemüse und Früchte, Würzen und Kraut haben pharmakologische Inhaltsstoffe und sind wie Joghurt biologische Heiler. In den Rezepten verbinden sich diese Zutaten zu einem ganzheitlichen Verfahren. Wer mit Magen und Herz, Kopf und Verstand ja zum Joghurt sagt, wird die Milchsäurebakterien im Kochtopf nicht verschrecken und töten. Ab 50 °C verlieren sie ihre physiologische Wirkung. *Darum wird Joghurt in meinen Rezepten nicht erhitzt!*

Die Rezepte sind großzügig berechnet für 4 Personen.

Joghurt – ein Liquid für Würzen

> *»Für fruchtbar halten wir eine Betrachtung über Heilpflanzen nur dann, wenn im Hintergrund die Beziehung Mensch/Heilpflanze steht. Denn erst durch diese Beziehung kann eine Pflanze – jede Pflanze? – zur Heilpflanze werden.«*
>
> WILLEM F. DEAMS

Am Anfang war die Würze – es folgte der Appetit. Düfte von tausend und einer Nacht, weit gereiste Erinnerung. Rechtes

Würzen macht Sinn. Es steigert unsere Leistungsfähigkeit, entlastet die Verdauung und dadurch Herz und Kreislauf. Würzen dienen der Gesundheit und schaffen Wohlbefinden. Im Joghurt entfalten sich die bittren, herben und scharfen Aromastoffe und verschmelzen harmonisch mit seiner milden Säure.

Körner und Samen im Mörser gerieben

Anis	fördert die Verdauung, mildert Hustenreiz
Bockshornklee	macht Speisen bekömmlicher, lindert Bronchitis
Fenchel	beruhigt, lindert Husten, gegen Blähungen
Kardamom	fördert Appetit und Verdauung, regt die Verdauungssäfte an
Kümmel	macht schwer Verdauliches bekömmlich
Kurkuma	aktiviert den Gallefluß
Muskatnuß	fördert die Verdauung
Nelke	fördert die Verdauung
Pfeffer	regt den Stoffwechsel an
Senf	wirkt abführend
Wacholder	fördert den Appetit und hilft bei Sodbrennen

Schalen und Schoten

Vanille	appetitanregend
Zimt	fördert die Fettverdauung

Chili	gegen Sekretstau, durchblutungsfördernd, stimmt fröhlich

Früchte

Zitrone/Limette	hoher Vitamin-C-Gehalt, cholesterinsenkend

Joghurt – ein Liquid für Gartenkräuter

Frische Gartenkräuter sind Sonnenkraft und Essenz zugleich. Wählen Sie die Kräuter nach persönlichem Verlangen, denn sie haben individuelle Heilkräfte.

Kraut und Kräuter

Basilikum	fördert die Verdauung
Beinwell	hoher Vitamin-B-Gehalt (wichtig für Vegetarier!)
Borretsch	stoffwechselanregend, meine Lieblingswürze zu Joghurt
Dill	regt den Appetit an und hilft bei Blähungen
Liebstöckel	hilft bei Nieren- und Blasenleiden
Majoran	fördert die Verdauung und löst Verschleimungen der Atemwege
Melisse	gegen Blähungen, beruhigend
Petersilie	verdauungsfördernd und harntreibend
Rosmarin	Anregung des Stoffwechsels, nervenberuhigend

Salbei	bei Magen- und Darmbeschwerden, gegen Schweißausbrüche
Thymian	desinfizierend und krampflösend

Würzen aus Knollen

Knoblauch	antibiotisch, antibakteriell, gegen Bluthochdruck
Meerettich	appetitanregend und verdauungsfördernd, antibiotisch
Ingwer	appetitanregend, verdauungsfördernd

Joghurt – ein Liquid für Grünkrautwürzen aus dem Zimmergarten

»Nichts anderes in der Welt zieht die abgeplagte Seele so ins Gleichmäßige hin als das stille Aufmerken auf das Keimen und Blühen und Vergehen des Vegetabilischen, und wär's auch nur am Unkraut unter der Hecke.«

J. W. von Goethe

Es grünt so grün, es wirkt, was schmeckt – Aromastoffe, Bitterstoffe, Vitamine – auch über der kalten Jahreszeit erhebt sich ein Licht. Gerade im Winter fehlen uns die frischen Gartenkräuter. Werden Sie Zimmergärtner und züchten im Haus. Wer meine Bücher über die 12-Tage-Kräuter kennt, weiß: Grünkraut-Züchten ist eine Lust!

Grünkrautwürzen balancieren ungestüme Eßlust – trotz erhöhtem Speichelfluß. Sie helfen der Verdauung und Auswertung unserer Nahrungsmittel und regen den Stoffwechsel an. Ihre köstlichen Aromen haben einen praktischen Hintergrund: Sie sind entzündungshemmend und desinfizierend.

Kraut aus dem Zimmergarten

Bockshornkleegrün	exotischer Geschmack (Der Samen des Bockshornklees ist Basiswürze für Curry.)
Buchweizengrün	mild-nussiger Geschmack
Gerstengrün	süßer Geschmack
Kresse	scharf-würziger Geschmack
Leinsamengrün	mild-nussiger Geschmack
Luzernengrün	milder Erdgeschmack mit Frische
Rettichgrün	pikant-scharf
Roggengrün	zuckersüß
Senfgrün	scharf-pikant
Sonnenblumengrün	intensiver Nußgeschmack
Weizengrün	Geschmack von »frisch gemähtem Rasen«

Joghurt – ein Liquid für Sprossen

Sprossen haben ihr Optimum an Wohlgeschmack und Heilkraft, wenn Sie sich nach den in meinen Büchern angegeben Zeiten für die Auskeimung richten. Vitamine, Mineralien und Spurenelemente sind dann auf dem Höhepunkt. Bitte überschreiten Sie diesen nicht.

Samen für die Sprossenzucht

Adzukibohne	für Nieren und Bindegewebe
Bockshornklee	harntreibend, verdauungsfördernd
Gerste	bemerkenswerter Vitamin-B-Komplex, wichtig für Vegetarier

Kichererbse	hoher Vitamin-C-Gehalt
Kürbiskern	gut für Blase, Niere und Prostata
Leinsamen	mehrfach ungesättigte Fettsäuren
Linsen	hoher Vitamin-B-Anteil
Mungobohnen	hoher Vitamingehalt, besonders das jungerhaltende Vitamin E
Rettich	desinfizierend, gut für Galle und Leber, löst Verschleimungen
Roggen	fördert die Darmtätigkeit
Senf	reinigend und desinfizierend
Sonnenblumen	hoher Eisengehalt
Weizen	Vitamin B_{17}, Antikrebsmittel, extrem hoher Vitamin-E-Gehalt

Joghurt – ein Liquid für Früchte

Saftiges Fruchtfleisch, bewundernswerte Farben und Formen, Aromastoffe, Bitterstoffe, Farbstoffe, organische Säuren: Frucht und Früchtchen – sonnenreif vom Strauch – eine ellenlange Liste. Wählen Sie mit Lust, je nach Jahreszeit zwischen Kaltschale und Getränk.

Apfel	–	Apfelkaltschale
Aprikose	–	Aprikosengetränk
Avocado	–	Avocadokaltschale
Banane	–	Bananengetränk
Birne	–	Birnengetränk
Brombeere	–	Brombeerkaltschale
Erdbeere	–	Erdbeergetränk
Feigen	–	Feigengetränk
Heidelbeere	–	Heidelbeerkaltschale
Himbeeren	–	Himbeerkaltschale
Johannisbeeren	–	Johannisbeerkaltschale

Kaki	–	Kakigetränk
Kiwi	–	Kiwigetränk
Kirschen, sauer	–	Sauerkirschkaltschale
Melone	–	Melonengetränk
Pfirsich	–	Pfirsichkaltschale
Pflaume	–	Pflaumenkaltschale
Stachelbeere	–	Stachelbeerkaltschale
Weintraube	–	Traubenkaltschale

Holen wir uns den Sommer in den Winter. Zubereitet mit getrockneten Früchten ist Joghurt während der kalten Jahreszeit Hoffnung auf Sonne. Getrocknete Früchte behalten einen großen Anteil ihrer Wirkstoffe.

Selbstgetrocknet oder gekauft? Fehlen Zeit und Raum, wählen Sie ungeschwefelte Trockenfrüchte aus dem Reformhaus.

Kaltschalten mit Früchten als Hauptgericht

Diese Kaltschalen ergeben – gleich einem vollwertigen Salat – ein Hauptgericht, besonders im Sommer. Oft ahnen wir nicht, mit wie wenig wir auskommen. Entdecken Sie Ihr persönliches Maß! Joghurtkaltschalen erfrischen und geben Kraft.

Joghurt-Apfel-Kaltschale

Eine Vielzahl von Apfelsorten begleitet uns rund ums Jahr. Wie gesund der Apfel ist, kommt in dem englischen Sprichwort *»an apple a day keeps the doctor away«* zum Ausdruck.

1 l Bio-Joghurt

6 kleine Äpfel, geraspelt
1/2 Tasse Korinthen, eingeweicht
8 Trockenpflaumen, eingeweicht
3/4 Tasse gehackte Nüsse Ihrer Wahl
1 EL Honig
1 EL Zitronensaft
1 EL Calvados
Zimt nach Geschmack

1 1/2 Tassen Weizensprossen

Die eingeweichten Pflaumen in Stückchen schneiden. Die Zutaten in einer Schüssel verrühren. Joghurt unterziehen. In Suppenschalen füllen. Am Tisch mit Weizensprossen servieren.
BIRCHER-BENNER schwor auf den geriebenen Apfel im Müsli. Eine Apfelkur bei Durchfall kann nur mit dem Heilwert von Joghurt konkurrieren. Das Pektin im Apfel wirkt entzündungshemmend bei Darmkatharren.

Joghurt-Avocado-Kaltschale

Eine grobe Lederhaut schützt das fette Innenleben der exotischen Frucht. In Mexiko geboren, wird die Avocado heute vor allem in Spanien und Israel angebaut.

1 l Bio-Joghurt

1 Avocado, halbiert, entkernt
4 Knoblauchzehen, frisch gepreßt
1 Zitrone, frisch gepreßt
2 Chili-Schoten, fein geschnitten
Meersalz nach Geschmack

Kräuter der Saison, fein geschnitten

Das Avocadofleisch mit dem Löffel herausheben. Mit Joghurt im Mixer pürieren. Würzen und die Kräuter unterrühren.

Mit ihren feinen ungesättigten Fettsäuren hat die Ölpflanze einen hohen Nährwert, enthält B-Vitamine und das jungerhaltende Vitamin E.

Joghurt-Brombeer-Kaltschale

Ich bin ganz wild nach Beeren, die in Hecken wachsen – am Bahndamm, am sonnigen Waldrand. Verkratzt sind die Arme! Das Pflücken der schwarz-blauen Beeren gleicht einem Duell mit Dornen.

Jetzt liegen sie gewaschen im Sieb. Soll ich sie nicht einfach essen wie sie sind?

1 l Bio-Joghurt

5 Tassen Brombeeren
3/4 Tasse Pinienkerne
2 Eiweiß, steifgeschlagen
2 Tassen gekochter Milchreis

1 Handvoll Minze, gezupft

Die Zutaten gut vermischen, in Suppentassen verteilen. Mit Joghurt auffüllen und die Minzblättchen darüberstreuen.

Aus den dunklen schwarz-lila Brombeeren fließt ein besonderer Saft: Er enthält wertvolle Fruchtsäuren, Mineralstoffe, Vitamin C und A.

Joghurt-Heidelbeer-Kaltschale

Die Heidelbeerpflanze – der kleine Strauch – bevorzugt den Schatten des Waldes. Nur wer sie dort sucht, wird ihr Aroma schmecken.

Mein Rezept ist karg, um den Urgeschmack nicht zu stören:

$^{1}/_{2}$ l Bio-Joghurt
$^{1}/_{2}$ l saure Sahne

8 Tassen Heidelbeeren
4 Scheiben Sauerteigbrot, gewürfelt
2 EL Sesamöl, kalt gepreßt
1 Prise Muskat nach Geschmack

Die Brotstückchen im Öl goldbraun rösten. Joghurt, Sahne und Früchte in Schalen füllen und am Tisch die krossen Brotkrumen zugeben.

Getrocknete Heidelbeeren sind in der Naturmedizin ein beliebtes Mittel gegen Durchfall. In ihrem roten Farbstoff wirkt antibakterielle Substanz.

Joghurt-Himbeer-Kaltschale

Himbeeren, sanfte Julifrüchte – vollreif gehören sofort auf den Tisch. Beneidenswert, wer aus eigenem Garten schöpft!

1 l Bio-Joghurt

4 Tassen Himbeeren
2 Tassen Luzernensprossen
3/4 Tasse Sonnenblumenkerne

2 Tassen Haferflocken
2 EL Sonnenblumenöl, kalt gepreßt

Himbeeren und Joghurt mischen. Die Luzernensprossen in Suppenschalen verteilen, das Joghurtgemisch darübergießen. Haferflocken im heißen Öl rösten und am Tisch darüberstreuen.

Himbeeren haben einen hohen Vitamingehalt und eine Menge Mineralstoffe: Kalium, Phosphor, Eisen und Magnesium. Himbeersaft wirkt durch seine Gerbstoffe fiebersenkend.

Joghurt-Johannisbeer-Kaltschale

Sauer sind sie – und gesund! Erfrischend an heißen Sommertagen, ein Kick für den müden Kopf.

3/4 l Bio-Joghurt
1/4 l Sahne

2 Tassen schwarze Johannisbeeren
2 Tassen rote Johannisbeeren
1 Tasse weiße Johannisbeeren
1 EL flüssiger Honig
1/2 Tasse Sonnenblumenkerne
1/2 Tasse Kürbiskerne, gehackt
1/2 Tasse Rosinen

1 Tasse Roggensprossen

Beeren, Kerne, Rosinen und Honig mischen und in Schalen füllen. Joghurt und Sahne verrühren und über die Fruchtmasse ziehen. Am Tisch mit Roggensprossen überstreuen und genießen.

Johannisbeeren verlängern das Leben. Als Hausmittel bei Erkältung haben sich die schwarzen Beeren seit langem bewährt. Empfohlen sind sie als Mittel gegen Durchfall.

Joghurt-Sauerkirsch-Kaltschale

»Kein klein Kind kann kein klein Kirschkern knacken.«

Sauerkirschen, Schattenmorellen – Kindheitserinnerung. Weiße Blüte zu Ostern, im Baum sitzen und ernten.

3/4 l Bio-Joghurt
1/4 l Sahne

4 Tassen Sauerkirschen, entsteint
3/4 Tasse Mandelsplitter
1 bittere Mandel
2 EL Sonnenblumenöl, kalt gepreßt

2 Tassen gekochte Hirse

Vorab 100 g Hirse aus dem Reformhaus mit ca. 3/4 l Wasser aufkochen und auf Warmhaltestufe 30 Minuten ausquellen lassen. Die Mandeln im Öl rösten. Die Hirse, warm oder kalt, in Schalen verteilen. Die Bittermandel enthäuten, splittern und mit den Kirschen in die Schälchen geben. Joghurt-Sahne-Gemisch darübergießen. Die gerösteten Mandeln am Tisch verteilen.

Das Forsyth Dental Center in den USA fand heraus: Schwarzer Kirschsaft hemmt zu 89 % die Enzymaktivitäten, die zu Zahnbelag, einer Vorstufe von Karies, führen.

Reife Kirschen enthalten viel Eisen. Das ist wichtig für Vegetarier.

Joghurt-Pfirsich-Kaltschale

Chinesen lieben die samthäutigen Früchte. Von alters her ist der Pfirsich die erotische Frucht schlechthin. In der Reife, zwischen Juli und September, ist der Pfirsich eine willkommene Zutat in großen Fruchtsalaten.

1 l Bio-Joghurt

6 reife Pfirsiche, entkernt, in dünne Spalten geschnitten
2 EL Sesamöl
1 EL Balsamico-Essig
1 TL Honig
Meersalz nach Geschmack
Pfeffer aus der Mühle
1 Prise Zimt
1 Prise Nelke

2 Stangen Chicorée, in feine Scheiben geschnitten
1 Tasse Weizensprossen

Den Joghurt mit den Würzen verrühren. Chicorée, Pfirsiche und Weizensprossen in Schalen verteilen und mit dem gewürzten Joghurt übergießen.

Pfirsich ist leicht verdaulich und hilft zusammen mit Joghurt besonders gut bei Verdauungsschwierigkeiten. Die Vitamine A, B_1, B_2, Niacin (Nikotinsäure) und C werden von Mineralien, insbesondere Phosphor und Magnesium, begleitet.

Joghurt-Pflaumen-Kaltschale

Pflaumen, Mirabellen, Reineclauden sind – wie die Zwetschge – Sommerfrüchte, Steinobst aus der Familie der Rosengewächse. Die Kultivierung der Pflaume geht zurück bis in die prähistorische Zeit. Im Altertum verpflanzten die Griechen und Römer den Baum nach Mitteleuropa. Sie liebten die Früchte. Das Harz des Baumes wurde als Heilmittel verwendet.

1/2 l Bio-Joghurt
1/2 l Sahne, geschlagen

2 Tassen Pflaumen, halbiert, entkernt
6 Trockenpflaumen, gut geweicht
2 EL Sesamöl, kalt gepreßt
Saft einer halben Zitrone
1 Prise Nelke
1 Prise Zimt
1 Prise Kardamon
1 Prise Muskat

2 Tassen Grieß, gekocht aus knapp 100 g Grieß
und gut 2 Tassen Wasser

Pflaumen in kleine Stückchen schneiden. Zitrone und Öl vermischen, die Würzen einrühren. Joghurt und Sahne verrühren, das Zitronen-Öl-Würz-Gemisch darunterziehen. Das Einweichwasser der Pflaumen mitverwenden! Den Grieß auf 4 Teller verteilen, darauf die Früchte geben und anschließend mit dem gewürzten Joghurt übergießen.

Wenn Sie den Grieß weglassen, ist diese Kaltschale, Joghurt im Verbund mit Pflaumen, ein guter Beginn einer Darmreinigung. Vor einem Zuviel sei gewarnt – kleine Portionen mit einer Steigerung aber empfohlen.

In Pflaumen wirken die Vitamine A, B und C.

Joghurt-Stachelbeer-Kaltschale

Die Stachelbeere ist ein Steinbrechgewächs und einer unserer einheimischen Klassiker.

Reif muß sie sein, vollreif. Gelblich-grün und oft mit violetten Sprenkeln, sind Stachelbeeren das Obst des Hochsommers. Murmelgroß und je nach Sorte auch transparent, fein geädert. Die behaarten Beeren schmecken sauer-pikant.

½ l Bio-Joghurt
½ l Sahne, geschlagen

4 Tassen reife Stachelbeeren, geputzt
2 Stangen Rhabarber, geschält
3 EL Waldhonig, flüssig
1 Prise Muskat
1 Prise Nelke
2 Eiweiß, geschlagen

2 Tassen Roggensprossen
2 Tassen Luzernensprossen

Den Rhabarber in Stücke schneiden, mit Honig süßen und ca. 1 Stunde Saft ziehen lassen. Im Topf mit wenig Wasser den Rhabarber bis zum Zerfall köcheln lassen. Abgekühlt wird der Rhabarber mit den Stachelbeeren und den Würzen in Schalen verteilt. Die Eiweiß-Joghurt-Sahne-Masse über das Obst ziehen, mit Roggen- und Luzernensprossen servieren.

Stachelbeeren, so lehrt die Naturheilkunde, sind blut- und hautreinigend, lindern Rheuma und wirken Verstopfungen entgegen.

Joghurt-Trauben-Kaltschale

Der Rebstock ist ausdauernd. Schon lange – so heißt es – bevor die Menschen die Erde bewohnten, gab es die Schlingpflanze mit ihren gereiften süßen Beeren. Herbstzeit – Lesezeit – Festzeit: Es tanzt Dionysos, der griechische Gott des Weines und der rauschenden Lebensfreude.

1 l Bio-Joghurt

2 Tassen Trauben, rot
2 Tassen Trauben, weiß
2 reife Birnen, klein gewürfelt
1 Apfel, klein gewürfelt
8 Walnüsse, geknackt und geviertelt
1 Tasse grüne Mungobohnensprossen
250 g Schweizer Käse, gewürfelt

2 EL Apfelessig
1 TL flüssiger Honig
2 EL Walnußöl, kalt gepreßt

Das vorbereitete Obst, Sprossen und Käse in eine Schale geben. Die Würzen im Joghurt verrühren. Obst mit der Joghurtmasse übergießen.

LOUIS PASTEUR, der große Bakteriologe, hielt Wein für das gesündeste und hygienischste aller Getränke. Heute sind Trauben und ihr möglicher therapeutischer Wert gut untersucht. Trauben schalten Viren aus, stärken die Zähne und sind reich an Stoffen, die im Tierversuch bereits krebshemmende Wirkung zeigten. (JEAN CARPER)

Joghurt-Obst-Getränke als Zwischenmahlzeit

Joghurtgetränke sind leicht verdauliche Energiespender. Variieren Sie! Der Kombinationsmöglichkeiten gibt es viele.

Obst läßt sich im Mixer pürieren. Beeren können zu ihrer Verfeinerung – wie in der Haute Cuisine – durch ein Sieb gestrichen werden. Wer Obst mit Kern und Schale ißt, wird Kraft und Nutzen aus der ganzen Frucht ziehen. Die von uns gesuchte Heilkraft liegt in den sich ergänzenden Inhaltsstoffen.

Dem Weinkenner abgeschaut: das Getränk im Munde wenden – mit allen Sinnen schmecken.

HINWEIS FÜR DIE ZUBEREITUNG:

- Im Mixer verliert besonders unser hausgemachter Joghurt seine flockige Konsistenz. Im Gegensatz zu den Kaltschalen empfehle ich für Getränke, Joghurt im Mixer sämig aufzuschlagen. Danach müssen die Getränke ruhen, damit sich die Joghurtkonsistenz wieder aufbauen kann.

Joghurt gilt gekühlt als *das* Erfrischungsgetränk. Die Aromastoffe des Obstes und der feine, milde Geschmack von Joghurt entwickeln besondere Eigenschaften, wenn sie nicht zu kalt getrunken werden. Für Bekömmlichkeit und Geschmack empfehle ich daher, Joghurtgetränke wohltemperiert zu genießen.

Nahrhafte und würzende Zutaten für Joghurtgetränke sind:

- Birnendicksaft
- Honig
- Sanddorn
- Ahornsirup
- Tahin (Sesampaste)
- Maronenpüree

Joghurt-Aprikosen-Getränk

Aprikosen, nicht Äpfel wuchsen im Paradies!

Die Reife färbt die Frucht dunkelgelb bis gelborange, gibt das Kolorit. Zwischen Juli und August ist Erntezeit. Trotz Reife schmecken Aprikosen immer leicht säuerlich.

1 l Bio-Joghurt
$^{1}/_{2}$ l Sahne

600 g Aprikosen, entkernt und halbiert
1 EL Ahornsirup
$^{3}/_{4}$ Tasse Sonnenblumenkerne, püriert
1 Prise Kardamon
1 Prise Zimt
Pfeffer aus der Mühle

Die Aprikosen in etwas Joghurt pürieren. Den Rest Joghurt sowie die Sahne unterziehen und würzen.

Für die Hunza im Himalaja gelten Aprikosen und Sprossen als Quellen ihrer Gesundheit und Langlebigkeit. Wie alle orangegelben Obst- und Gemüsesorten verfügt die Aprikose über Beta-Karotin und gilt deshalb, nach dem heutigen wissenschaftlichen Stand, als mögliches Vorbeugungsmittel gegen Krebs. Aprikosen sind überdies reich an Eisen.

Joghurt-Bananen-Getränk

Bananen gehören wahrlich nicht zum einheimischen Obst. Doch wer würde auf den »Bananenshake« verzichten? Israel und Spanien liefern uns heute Bananen aus biologischem Anbau.

1 l Bio-Joghurt

4 kleine reife Bananen
1/2 Tasse Haselnüsse, gemahlen
2 EL Birnendicksaft
1 Prise Zimt

Die Bananen mit den Nüssen im Joghurt pürieren, würzen und servieren.

Bananen, Früchte für den Diabetiker! Die leicht Verdaulichen sind Schonkost bei Magen-Darm-Störungen und helfen Leber- und Nierenkranken. In ihnen stecken Eisen, Kupfer, Mangan, Phosphor und Kalium.

Joghurt-Birnen-Getränk

Deutschland, Apfelland. Frankreich brilliert mit der Birne – eine 400jährige Tradition.

Birnenernte ist, je nach Sorte, von Juli bis Oktober. Einige vollenden ihren Geschmack erst während der Lagerung.

3/4 l Bio-Joghurt
1/4 l Sahne

6 reife Birnen, geviertelt und entkernt
200 g Gorgonzola

4 Scheiben Pumpernickel

Birnen und Käse in Joghurt und Sahne pürieren. Bei Tisch gibt es Pumpernickel dazu.

Die Birne enthält reichlich Kalzium, und auch Phosphor und Eisen sind hervorzuheben. Dem Diabetiker sind Birnen in Grenzen erlaubt.

Joghurt-Kaki-Getränk

Der Kakibaum ist ein Ebenholzgewächs und stammt aus Asien. Im Herbst glühen seine Früchte sanft orangerot als letztes Zeichen des Sommers. Kaki gelten als »göttliche« Früchte. Die Herbstfrucht wird heute etwa im Tessin in großem Stil angebaut.

Weich und reif sollte die Kaki sein fürs herbstliche Getränk. Ihr eigenwilliges Aroma zwischen süß und herb erinnert an die Aprikose.

3/4 l Bio-Joghurt
1/4 l Sahne

4 Kaki, halbiert und aus der Schale gehoben
1 TL Honig, flüssig
1/2 Gläschen Cointreau
1 Prise Vanille

Die Zutaten pürieren und im Mixer abschmecken.

Kaki – eine Frucht auch für den Zuckerkranken und bei Nieren- und Darmleiden empfohlen.

Joghurt-Kiwi-Getränk

Die Kiwi kam, pelzig und hellbraun, als Zierpflanze aus China nach Europa. Mit ihrem glasig-grünen Innenleben und dem Strahlenkreis ihrer schwarzen Sämlinge überrascht die Kiwi uns immer wieder. Sie ist heute als Spalierobst sogar in Deutschland zu finden. Der Reifegrad bestimmt das Aroma von extremer Säure bis zur milden Süße. Die Kiwi ist Frucht und Würze zugleich.

3/4 l Bio-Joghurt
1/4 l Sahne

6 Kiwis, sehr reif
2 Orangen, klein, entsaftet
3 Aprikosen, getrocknet, geweicht
schwarzer Pfeffer aus der Mühle

Die Kiwis halbieren und das Fruchtfleich herausheben oder die Früchte schälen. Aprikosen kleinschneiden. Im Mixer in Joghurt, Sahne, Saft, Einweichwasser die Kiwis und Aprikosen pürieren. Würzen und servieren.

Die grüne Kiwi überragt noch die Zitrusfrüchte mit ihrem hohen Vitamin-C-Gehalt: 300 mg/100 g Fruchtfleisch. Ihr Gehalt an Eisen und Phosphor ist ebenfalls erheblich.

Joghurt-Erdbeer-Getränk

Botanisch gehört die Erdbeere zu den Rosengewächsen. Sie galt im Abendland immer als eine Frucht der Verführung. Die roten Beeren sind die ersten Früchte des Jahres und heute in vielfältigen Sorten auf dem Markt.

$^3/_4$ l Bio-Joghurt
250 g Vollmilch-Quark

4 Tassen Erdbeeren, halbiert
1 EL Honig, flüssig
1 Ei, roh
schwarzer Pfeffer aus der Mühle

Die Erdbeeren im Mixer mit Joghurt, Ei und Würzen aufschlagen und servieren.

VARIANTE:

Ersetzen Sie Pfeffer durch Estragon oder Minze. Als Cocktail-Getränk serviert ersetzt ein herber Rosé-Wein die genannten Würzen.

In der Erfahrungsmedizin ist die Erdbeere mildes Abführmittel. Ihre Vitamine, Mineralien und ihr therapeutischer Nutzen bei Infektionen sind nachgewiesen.

Joghurt-Feigen-Getränk

Feigen – königliche Früchte des Mittelmeers von biblischem Alter. Vielfältige Sorten, vielfältige Farben: hellgrün, grün, lila-blau, blau.

1 l Bio-Joghurt

12 frische Feigen
1 TL Honig, flüssig

Die Feigen putzen und mit den Würzen im Joghurt pürieren.

»Feigen sind ein Mittel zur Genesung und die beste Nahrung für Menschen, die von langer Krankheit geschwächt sind…« (PLINIUS). Die Volksmedizin spricht bei der Feige von ihrer abführenden Wirkung. JEAN CARPER berichtet, daß die Inhaltsstoffe der Feigen antibakteriell wirken können.

Joghurt-Melonen-Getränk

Honigmelone, gelbfleischige Melone und die Wassermelone mit ihrem roten Innenleben – allesamt sind es Anverwandte des Kürbis und wegen ihrer saftigen Frische beliebte Sommerfrüchte.

1 l Bio-Joghurt

1 Netzmelone, handgroß
1 Birne, geschält und entkernt
1 Glas Cidre
1 EL Honig, flüssig
Ingwer, frisch gerieben, nach Geschmack

Minzblättchen, gezupft

Die Melone entkernen, das Fleisch ausheben. Mit der Birne im Joghurt pürieren. Mit den übrigen Zutaten würzen und in Gläser gefüllt mit Minzblättchen servieren.

Wassermelonen sind Schlankmacher aus dem Süden. Wie der Kürbis hat die Wassermelone entwässernde Eigenschaften. Alle Melonensorten enthalten Kalium, Vitamin A und C sowie Beta-Karotin.

Joghurt-Gemüse-Suppen als Zwischengericht

Joghurt mit Früchten – das kennen wir. Hier meine Gemüsesuppen, deren Hauptanteil Joghurt ist. Anders als bei Gemüsesalaten, in denen Joghurt auf einen relativ kleinen Anteil in der Sauce reduziert ist.

Gemüse – roh oder gekocht, das ist hier die Frage! Und sicher auch eine Frage der Jahreszeit und Ihrer Konstitution. Vielleicht halb roh, halb gekocht? Wollen Sie versuchen, Gemüse zu garen wie ich? Zum Erhalt der Vitamine und der Inhaltsstoffe gare ich Gemüse im Dampf, und zwar kurz. Für die kalten Suppen kann das Gemüse durchaus noch temperiert sein.

Folgende Gemüsesorten eignen sich für die Suppenherstellung:

Aubergine
Blumenkohl
Erbsen
Gurken
Kartoffel
Knoblauch
Kürbis
Möhren
Rhabarber
Rondini
Rote Bete
Sellerie
Spargel
Spinat
Tomate
Zucchini

Joghurt-Auberginen-Suppe

Auberginen gehören – wie Tomaten und Kartoffeln – zur Gruppe der Nachtschattengewächse und damit zu jenen Früchten, die ursprünglich als Zierpflanzen in Europa einwanderten. Sie stammen aus dem tropischen Ostindien. Die »Eierfrüchte« glänzen schwarzblau-violett. In neuer Züchtung zeigen sie sich hellhäutig.

¾ l Bio-Joghurt
250 g Hüttenkäse

3 kleine Auberginen
3 EL Tahin (Sesambutter)
4 Knoblauchzehen, gepreßt
Meersalz nach Geschmack
schwarzer Pfeffer aus der Mühle

Kresse

Ofen auf 200 °C vorheizen. Auberginen rundum mit einer Gabel einstechen und im Herd ca. 30 Minuten garen. Abgekühlt halbieren und das Fruchtfleisch herausheben. Joghurt, Hüttenkäse, Auberginenfleisch und Würzen im Mixer pürieren. Bitte ruhen lassen. Am Tisch mit Kresse servieren.

Die Bitterstoffe der Aubergine wirken anregend auf Leber und Galle.

Joghurt-Blumenkohl-Suppe

Ursprünglich aus Kleinasien, wird Blumenkohl, der Kreuzblütler, seit dem 16. Jahrhundert in Italien kultiviert. Sein Name »Blumenkohl« übersetzt wörtlich das italienische *»Cavolfiore«.*

Roh oder al dente gekocht, ist er für Suppen unübertroffen. Der König unter den Kohlsorten ist leicht verdaulich. In einer sorgsamen Vorbereitung legen wir den Blumenkohl ca. 30 Minuten mit dem Strunk nach oben in kaltes Salzwasser. Insekten lösen sich aus dem Inneren und steigen nach oben.

1 l Bio-Joghurt

1/2 Blumenkohl, je nach Größe
1/2 Tasse Sonnenblumensprossen
2 EL Olivenöl, kalt gepreßt
Meersalz nach Geschmack
schwarzer Pfeffer aus der Mühle

1 Tasse Mungobohnensprossen
1 Handvoll Kresse

Ein Viertel des Kohls wird roh fein geraspelt, das andere Viertel gedämpft. Im Mixer den Kohl im Joghurt pürieren und würzen. In Schalen gefüllt servieren Sie die Blumenkohlsuppe am Tisch mit den Mungobohnen und der Kresse.

Blumenkohl ist reich an Natrium und Karotin. Es ist der hohe Kalkgehalt, der ihn – im Gegensatz zu seinen Verwandten – so leicht verdaulich macht. Er wirkt säureausscheidend, und ungekocht ist er besonders wichtig für den Arthritiskranken.

Joghurt-Erbsen-Suppe

Gräberfunde der Jungsteinzeit belegen es: Die Erbse ist uralt. Hier aber geht es um die zarte Gartenerbse, honigsüß, eine Weiterzüchtung der Hülsenfrucht. Ein berühmter Doge aus Venedig kreierte das *»Risi Bisi«,* Reis mit Erbsen, ein typisch italienisches Gericht. Frisch gepulte Erbsen sind eine Sommerdelikatesse.

3/4 l Bio-Joghurt
1/4 l Sahne, geschlagen

6 Tassen Erbsen, jung, frisch gepult
1 Tasse Mungobohnensprossen
1 EL Zitronensaft
2 EL Sesamöl, kalt gepreßt
Meersalz nach Geschmack
weißer Pfeffer aus der Mühle

frische Minze, fein gezupft

Joghurt würzen, Sahne unterziehen, Erbsen und Mungobohnensprossen einstreuen.

Bei Tisch mit Minzblättchen garnieren. Sind die Erbsen nicht mehr jung und zart, sondern fest, empfehle ich, sie kurz zu blanchieren und im Joghurt zu pürieren.

VARIANTE:

Pürierte Avocado anstelle der Sahne.

Erbsen liefern B-Vitamine, Kalium, Phosphor und Natrium.

Joghurt-Knoblauch-Suppe

»Iß Lauch im März, wilden Knoblauch im Mai – dann haben die Ärzte das Jahr über frei!«

Knoblauch, das Liliengewächs, stammt aus Zentralasien. Relativ spät kam die Würze über das Mittelmeer ins nördliche Europa. Im Volksmund vertreibt Knoblauch die bösen Geister, verscheucht Vampire – eine ehrfurchterregende Pflanze – und ist ein berühmter, mehr als 5000 Jahre alter Heiler.

3/4 l Bio-Joghurt
1/4 l Sahnequark

12 Zehen Knoblauch, geschält und gepreßt
1/2 Tasse süße Mandeln, blanchiert, abgezogen und in Stifte geschnitten
2 EL Olivenöl, kalt gepreßt
Meersalz nach Geschmack
schwarzer Pfeffer aus der Mühle

Quark und Joghurt im Mixer aufschlagen und würzen. Bitte lassen Sie diese Suppe in Ruhe durchziehen. Vor dem Servieren die Mandeln unterziehen.

Knoblauch ist Urmedizin. Frisch gepreßter Knoblauch – Hausmittel par exellence, bewährt bei Infektionen. Allicin heißt der antibakterielle Stoff, der auch gegen Pilze, Parasiten, Protozoen und Viren wirkt. Heute wissen wir: Knoblauch verdünnt das Blut und senkt den Blutdruck. Fallen Sie nicht auf teure Knoblauchpillen herein. Gerade das »stinkende« Allicin wirkt heilend. Kenner wissen eine Knoblauchfahne zu schätzen!

Joghurt-Karotten-Suppe

Die Möhre in ihrer Wildform wächst verstreut über die ganze Welt. Bis zu ihrer Kultivierung war sie Heilpflanze. Ihre Züchtung begann im 18. Jahrhundert. Läßt sich über Geschmack wirklich streiten? Wer einmal Karotten aus biologischem Anbau gekostet hat, kann den Qualitätsunterschied zum konventionellen Anbau schmecken. Dank der ausgezeichneten Lagerfähigkeit können wir Möhren rund ums Jahr verzehren.

3/4 l Bio-Joghurt
1/4 l Sahne

4 mittelgroße Möhren, fein geraspelt
1/4 Sellerie, fein gerieben
2 saure Äpfel, sehr fein gerieben
2 EL Sonnenblumenöl, kalt gepreßt
1 EL Zitronensaft
1 Zehe Knoblauch, frisch gepreßt
Meersalz nach Geschmack
schwarzer Pfeffer aus der Mühle

Kresse

Die Zutaten werden in einer Schüssel aufgerührt und in Schalen gefüllt. Am Tisch mit Kresse servieren.

Süße Joghurt-Möhren-Suppe

$^{3}/_{4}$ l Bio-Joghurt
$^{1}/_{4}$ l Sahne

4 mittelgroße Möhren
2 reife Birnen, in Stifte geschnitten
1 $^{1}/_{2}$ EL flüssiger Honig
$^{1}/_{2}$ Tasse Rosinen, geweicht
$^{1}/_{2}$ Tasse süße Mandeln, gemahlen
1 Prise Cayennepfeffer
1 Prise Kardamon
1 Prise Nelke

Möhren im Wasserdampf ca. 5 Minuten garen. In Joghurt-Sahne-Mischung pürieren, würzen. Birnenstifte und Mandeln zugeben. In Schalen füllen und servieren.

Die Karotte mit ihrem hohen Gehalt an Kalium, Schwefel, Phosphor und Natrium, Zuckerstoffen und Karotin ist nahrhaft, blutbildend und blutreinigend. Das Karotin der Möhre wird – in Verbindung mit Fett – vom Körper besonders gut aufgenommen.

Joghurt-Rhabarber-Suppe

Staudengemüse – Frühlingsbote! Schon vor 4000 Jahren in China angebaut, galt der Rhabarber als das Entschlackungsgemüse schlechthin. Rhabarber, aus der Familie der Knöterichgewächse, hat einen unnachahmlich sauren Geschmack. Er verlangt nach Süßem.

1/2 l Bio-Joghurt
1/2 l süße Sahne, geschlagen

4 Stangen Rhabarber
1 EL flüssiger Honig
2 kleine, reife Bananen
2 EL Sonnenblumenöl, kalt gepreßt
1 EL Ahornsirup
Currypulver nach Geschmack

Bockshornkleesprossen

Rhabarber schälen, in Stücke schneiden und 30 Minuten im Honig ziehen lassen. In wenig Wasser dämpfen, bis er zerfällt. Abgekühlt im Mixer mit Joghurt und Bananen pürieren und die Würzen zugeben. Die Masse aus dem Mixer in eine Schüssel gießen, die süße Sahne unterziehen und am Tisch mit den Bockshornkleesprossen genießen.

Rhabarber enthält außer Fruchtsäure noch die Vitamine A und C sowie Kalium und andere Mineralien.

Joghurt-Spargel-Suppe

Warten auf Spargel! Cato nennt ihn in seiner Schrift *De Agricultura* »Schmeichler des Gaumens« und gibt genaueste Anweisung für die Spargelkulitivierung. Das erste Gemüse im Jahr ist des Feinschmeckers Liebling. Neuerdings wachsen die exotischen grünen und lila-blauen Sorten auch in deutschen Landen. In feine Scheiben geschnitten ist er milde Würze im Salat oder in Suppen. Spargel kann durchaus roh gegessen werden – eine knackige Delikatesse!

1/2 l Bio-Joghurt
1/2 l Sahne, geschlagen

10 Stangen Spargel
1/2 Glas Riesling
Meersalz nach Geschmack
weißer Pfeffer aus der Mühle

Kresse

Den Spargel dämpfen, abkühlen lassen, in mundgerechte Stücke schneiden. Joghurt, Sahne und Riesling mischen. Würzen und Spargelstücke hineingeben. In Schalen füllen. Mit Kresse garnieren.

VARIANTE:

Mit Petersilie würzen. Spargelsuppe mit frisch geriebenem Parmesan schmeckt besonders delikat.

Spargel hat eine entwässernde und reinigende Wirkung. Seine Mineralien sind wertvoll für Blut und Nerven.

Joghurt-Spinat-Suppe

Die Araber brachten den grünen Orientalen nach Spanien. Von hier aus wanderte der »*Besen des Magens*« gen Norden, so kam er zu uns. Spinat roh gegessen – ein Genuß!

3/4 l Joghurt
1/4 l Sahne

500 g Spinat, gewaschen und geputzt
2 gekochte Kartoffeln
2 Knoblauchzehen, gepreßt
2 EL Walnußöl, kalt gepreßt
1 Prise Muskat
Meersalz nach Geschmack

3 Eier, gekocht, fein gehackt

Spinat sehr kurz dämpfen und mit den Kartoffeln und den Würzen im Joghurt-Sahne-Gemisch pürieren. Bitte ruhen lassen und anschließend mit den Eiern servieren.

VARIANTE:

Anstelle der Kartoffeln gekochte Hirse verwenden.

Im Gänsefußgewächs Spinat wirken Kalium, Natrium, Kalzium, Magnesium, Eisen, Phosphor, verschiedene Spurenelemente und Vitamine. Wichtig die Karotinoide, die als krebsvorbeugend gelten.

Joghurt-Tomaten-Suppe

Liebesäpfel, leuchtend rotes Aphrodisiakum!

Das Nachtschattengewächs stammt aus Südamerika und war ursprünglich ein Ziergewächs mit nur kirschgroßen Früchten. Nur sonnenreif gegessen – von Juli bis Oktober – schmeckt der mediterrane »*Pomodoro*«.

1 l Bio-Joghurt

4 vollreife Tomaten, gehäutet und gewürfelt
300 g Mozzarella, gewürfelt
2 EL Olivenöl, kalt gepreßt
1 EL Balsamico-Essig
2 Schalotten, fein gewürfelt
Meersalz nach Geschmack
schwarzer Pfeffer aus der Mühle

1 kleines Bündel Basilikum, fein gezupft

Tomaten mit den Würzen in einer Schale mischen. Die Mozzarellawürfel hineingeben und mit Joghurt übergießen. Gut umrühren, in Suppentassen füllen und mit den gezupften Basilikumblättchen garnieren.

VARIANTE:

Ist kein frisches Basilikum zur Hand? Würzen Sie mit Rosmarin, im Mörser fein zerstoßen.

TIP:

Um die Tomaten gut häuten zu können, den Stengelansatz kreuzweise einritzen und kurz in kochendes Wasser halten. So geht es einfach.

Tomaten enthalten viel Kalium, die Vitamine A, B, C und E, zudem das wertvolle Beta-Karotin.

Joghurt-Zwiebel-Suppe

Zwiebeln – Opfergabe und Grundnahrungsmittel der alten Ägypter. Den Hellenen waren Zwiebeln heilig, schmückende Opfergabe auf dem Altar. Zwiebeln haben Kraft. Und diese wirkt anziehend! Eine aufgeschnittene Zwiebel zieht Giftstoffe aus ihrer Umgebung an, beispielsweise aus Insektenstichen.

½ l Bio-Joghurt
500 g Sahnequark

4 mittelgroße Zwiebeln, fein geschnitten
2 Äpfel der Saison, fein gerieben
2 EL Sonnenblumenöl, kalt gepreßt
1 ½ Tassen Wasser
1 Glas Cidre
1 TL Curry

½ Tasse Rosinen, geweicht
½ Tasse Bockshornkleesprossen

Zwiebeln im Öl glasig dünsten. Mit Wasser ablöschen und anschließend auf kleiner Flamme einkochen. Abgekühlt wird die Masse im Mixer mit Joghurt, Quark und den Würzen aufgeschlagen. Bitte ruhen lassen. Die Zwiebelsuppe in Suppenschalen füllen und mit einer Mischung aus Rosinen und Bockshornkleesprossen am Tisch verfeinern.

Je mehr – je besser, raten die Pharmakologen und preisen das Liliengewächs. Die Zwiebel hat therapeutische Wirkung: Sie verdünnt das Blut, tötet Bakterien ab, senkt das Blutcholesterin und befreit die Bronchien von Sekretstau.

Joghurt-Kartoffel-Suppe

Eine Urpflanze aus dem Reich der Inka. Columbus hatte eine Vielzahl exotischer Früchte an Bord, unter anderem die Kartoffel. Über Spanien kam die Frucht nach Nordeuropa und avancierte zu einem der Grundnahrungsmittel. Joghurt-Kartoffel-Suppe – meine Lieblingsspeise. Eine nahe Verwandte der Vichyssoise!

1/2 l Bio-Joghurt
1/2 l Sahne

1/4 Knolle Sellerie, geschält und gewürfelt
2 Stangen Lauch, geputzt und geschnitten
2 EL Olivenöl, kalt gepreßt

6 Kartoffeln, geschält und gewürfelt
1 Lorbeerblatt
3–4 Tassen Wasser
1 Prise Cayennepfeffer
Meersalz nach Geschmack

Schnittlauch, klein geschnitten

Sellerie und Lauch im Öl andünsten. Kartoffeln, Lorbeerblatt und Wasser zugeben. Würzen. Bis zum Garen köcheln lassen. Das Gemüse durch ein Sieb streichen. Die passierte Masse mit Joghurt und Sahne aufschlagen und zum Durchziehen kalt stellen. Die Schnittlauchröllchen vor dem Servieren einrühren.

VARIANTE:

Anstelle des Schnittlauchs Kresse oder Bockshornkleegrün verwenden.

Eiweiß und Stärke zeichnen die leichtverdauliche Kartoffel aus sowie Vitamine, Mineralien, insbesondere Kalium.

Joghurt-Rondini-Suppe

Der orange-rote Rondini ist groß wie eine Netzmelone und verschwistert mit dem Kürbis.

Mild im Geschmack und im Vergleich zum Kürbis feiner in der Faser. Von Juli bis Oktober wird Rondini geerntet. Seinen typischen Eigengeschmack erhält er im Garen.

3/4 l Bio-Joghurt
1/2 l Sahne

1 kg Rondini, entkernt
3 EL Sonnenblumenöl, kalt gepreßt
2 Tassen Wasser
1 TL Ingwer, frisch gerieben
1 Prise Curry
Meersalz nach Geschmack

Olivenöl, kalt gepreßt

Rondini halbieren, entkernen, das Fruchtfleisch auslösen, zerkleinern und in Öl in einer Kasserolle andünsten. Mit Wasser ablöschen. Bis zum Garen köcheln lassen. Mit einem Mixstab den Rondini pürieren und würzen. Abgekühlt mit Joghurt sowie Sahne verrühren und in Suppentassen füllen.

Tröpfeln Sie bei Tisch das grüne, dickflüssige Olivenöl in die Suppe.

Zum Fest: Rondinisuppe mit einem Gläschen Anisschnaps ist eine Sünde wert!

Rondini enthält, neben Vitamin A, reichlich Mineralstoffe. Seine Karotinoide können dem Krebs entgegenwirken. JEAN CARPER schreibt: *»Etwa 100 g Kürbis am Tag senken möglicherweise das Lungenkrebsrisiko um die Hälfte.«*

Joghurt-Salatsaucen

Bücher lesen legt die Milch nicht dick. Küchenarbeit bedarf der Übung, damit das Werk gelingt. Saucen – welch ein Meisterwerk, wenn die Proportionen stimmen. Und doch! Wer Joghurt liebt, wird die Reste vom Teller löffeln und den »sauren Heiler« reichlich bemessen. Meine Rezeptvorschläge sind gedacht für große Salate. Für die Vollwertigen als Hauptmahlzeit, daher das üppige Joghurt-Maß.

Wer Joghurtsaucen dickflüssig essen möchte, kann den Joghurt zum Abtropfen in ein Haarsieb oder Tuch geben.

Einfache Joghurtsauce

½ l Bio-Joghurt

4 EL Sonnenblumenöl, kalt gepreßt
2 EL Zitrone
Meersalz nach Geschmack

In einer Schüssel werden die Zutaten mit dem Schneebesen verrührt.

VARIANTE:

Würzen und Kräuter Ihrer Wahl.

Joghurtmayonnaise

$^{1}/_{4}$ l Bio-Joghurt
$^{1}/_{4}$ l Mayonnaise

FÜR DIE MAYONNAISE:

1 Eigelb
$^{1}/_{4}$ l kalt gepreßtes Öl Ihrer Wahl
Weinessig oder Zitronensaft nach Geschmack
weißer Pfeffer aus der Mühle
Meersalz nach Geschmack

Zum Gelingen der Mayonnaise müssen Eigelb und Öl die gleiche Temperatur haben. Das Eigelb in eine Schüssel geben, Salz und Pfeffer einrühren, Zitrone oder Essig zugeben, und dann tropfend langsam das Öl einrühren, bis die Mayonnaise eine feste Konsistenz hat.

Joghurt und Mayonnaise verrühren und nach Belieben nachwürzen.

VARIANTEN:

- Kräuter Ihrer Wahl (Petersilie, Kerbel, Estragon ...)
- Grünkraut aus dem Zimmergarten: Kresse, Rettichgrün, Senfgrün
- frisch gepreßter Knoblauch
- Schalotten, Frühlingszwiebeln
- pürierte Gemüse, z. B. Spinat, Mangold, Zuckererbsen
- Kapern, Cornichons, gehackte Eier
- Tomatenmark
- Senf

Joghurt-Zitronen-Sauce

½ l Sahnejoghurt

Schale einer unbehandelten Zitrone
3 EL Zitronensaft
1 TL flüssiger Honig
1 EL Sojasauce (Tamari)
Meersalz nach Geschmack
schwarzer Pfeffer aus der Mühle

1 Bündel Zitronenmelisse

In einer Schale alle Zutaten gut verrühren.

Zitronenmelissenblätter grob hacken und unterrühren.

VARIANTE:

Minze, Kresse, Estragon oder Bockshornkleegrün zugeben.

Joghurt-Orangen-Sauce

1/4 l Bio-Joghurt
1/4 l saure Sahne

Schale einer kleinen, unbehandelten Orange
1/2 halbe Orange, gepreßt
4 EL Pinienkerne
1 EL Sherry
1 TL flüssiger Honig
1 TL Sesamsamen
1 TL Fenchel, im Mörser zerstoßen
1 TL Anis, im Mörser zerstoßen

2 EL Rettichsprossen oder 1 Handvoll Rettichgrün

Die geriebene Orangenschale mit dem Saft in die Joghurt-Sahne-Mischung geben. Zusammen mit den Würzen gut verrühren. Die Rettichsprossen oder das Rettichgrün unterheben.

Joghurt-Ingwer-Sauce

1/4 l Bio-Joghurt
1/4 l saure Sahne

1 EL Ingwer, frisch gerieben
6 Aprikosen, getrocknet, geweicht
2 TL Dijonsenf
1 EL flüssiger Heidehonig
1 EL Birnendicksaft
1 TL Curry
1 Prise Korianderpulver
1 Prise Zimt

Die Aprikosen im Weichwasser pürieren. Mit den fehlenden Zutaten und Würzen gut unter die Joghurt-Sahne-Mischung heben. Bitte vor dem Servieren ruhen lassen.

Joghurtsauce mit Seetang

1/2 l Bio-Joghurt

1 Blatt Nori, in feine Streifen geschnitten
1/2 Zitrone, unbehandelt, abgerieben
1/2 Zitrone, gepreßt
4 EL Sesamöl
weißer Pfeffer aus der Mühle

Alle Zutaten in eine Schüssel geben und gut miteinander verbinden. Bitte vor dem Servieren durchziehen lassen.

VARIANTEN:

Tauschen Sie den Seetang gegen Fischrogen, fein gewürfelte Cornichons oder Kapern aus.

Joghurt-Oliven-Sauce

½ l Bio-Joghurt

1 ½ Tassen schwarze Oliven, entkernt
½ Tasse Sonnenblumenkerne, gemahlen
4 Knoblauchzehen, gepreßt
2 kleine Zwiebeln, in Würfel geschnitten
4 EL Olivenöl, kalt gepreßt
Meersalz nach Geschmack
Thymian, frisch – nach Geschmack
Rosmarin, frisch – nach Geschmack

Die Oliven zunächst in wenig Joghurt pürieren. Alle weiteren Zutaten und Würzen, sowie das Öl zugeben und kräftig miteinander vermischen. Durchziehen lassen.

Joghurt-Pesto

¼ l Bio-Joghurt
¼ l Sahne, geschlagen

2 Bund Basilikum, gezupft und gehackt
¾ Tasse Parmesan, frisch gerieben
½ Tasse Pinienkerne, fein gehackt
8 Knoblauchzehen, frisch gepreßt
4 EL Olivenöl, kalt gepreßt
Meersalz nach Geschmack

Das Basilikum sehr fein hacken. Alle Zutaten in das Joghurt-Sahne-Gemisch geben und gut verrühren. Würzen und Öl zufügen. Nochmals mischen und gut durchziehen lassen.

Joghurtsauce »Frankfurter Art«

¼ l Bio-Joghurt
¼ l saure Sahne

Borretsch, Estragon, Kerbel,
Kresse, Petersilie, Pimpernelle
Schnittlauch, Sauerampfer, geputzt, alles fein gehackt
5 Eier, hart gekocht
3 EL Haselnußöl, kalt gepreßt
2 TL Estragonsenf
2 Schalotten, fein gehackt
½ Zitrone, gepreßt
1 TL flüssiger Honig
Meersalz nach Geschmack
schwarzer Pfeffer aus der Mühle

Das Eigelb mit einer Gabel zerdrücken und mit dem Öl verrühren. In die Joghurt-Sahne-Mischung geben und zusammen mit dem Kräutergemisch, den Würzen und Zitronensaft gut verrühren.

Die Zutaten sind die der »echten« Frankfurter Grünen Sauce. Vielerorts ist diese Kräuterkombination als frische Würzmischung zu kaufen.

Joghurt-Sesam-Sauce

½ l Bio-Joghurt

½ Tasse Sesamkörner
1 EL Sesamöl, kalt gepreßt
1 TL Meersalz

2 EL Meerettichpaste
2 Knoblauchzehen, frisch gepreßt
2 TL flüssiger Honig
½ Zitrone, gepreßt
2 EL Sojasauce (Tamari)
schwarzer Pfeffer aus der Mühle

Die Sesamkörner in heißem Öl in einer Kasserolle gut anrösten. Abgekühlt in eine Schüssel streuen und mit Joghurt und den fehlenden Würzen verrühren. Gut durchziehen lassen. Die Sesamsauce ergänzt Salate, aber auch Hirse, Polenta und Reis.

Joghurt-Sonnenblumenkern-Sauce

½ l Bio-Joghurt

150 g Schweizer Käse, fein gerieben
1 Tasse Sonnenblumenkerne, fein gemahlen
1 Prise Muskatnuß
schwarzer Pfeffer aus der Mühle

1 Bündel Dill, fein gewiegt

Beginnend mit dem Käse, dem eingestreuten Sonnenblumenmehl und den Würzen wird der Joghurt in einer Schale mit allen Zutaten vermischt. Vor dem Servieren Dill überstreuen.

Joghurt-Walnuß-Sauce

½ l Bio-Joghurt

1 Apfel, fein gerieben
2 EL Zitronensaft
8 Walnüsse, geknackt und feingehackt
6 getrocknete Pflaumen, geweicht, entkernt und fein geschnitten
2 EL Sonnenblumenöl, kalt gepreßt
1 TL Ingwer, fein gerieben
1 Prise Cayennepfeffer
1 Prise Muskat
Meersalz nach Geschmack

Der geriebene Apfel wird umgehend mit Zitronensaft übergossen, in eine Schüssel gegeben und mit Joghurt und den fehlenden Zutaten vorsichtig vermischt. Bitte durchziehen lassen.

Joghurt-Kokosnuß-Sauce

1/2 l Bio-Joghurt

1 Tasse Kokosflocken, frisch geraspelt
2 Eiweiß, geschlagen
2 EL Zitronensaft
1 EL flüssiger Honig
1 EL Haselnußöl, kalt gepreßt
1 EL Pfeffer, grün, eingelegt
Meersalz nach Geschmack

glatte Petersilie, fein gewiegt

Die Kokosraspeln, Würzen und Öl gut mit dem Joghurt verrühren. Eischnee vorsichtig unterheben. Petersilie zugeben.

VARIANTE:

Statt der Petersilie nehmen Sie Kresse, Rettichgrün, Bockshornkleegrün oder Senfgrün – ganz nach Ihrer Wahl!

Joghurt-Avocado-Sauce

1/2 l Joghurt

1 1/2 Avocado, sehr reif
2 EL Tomatenpüree
2 TL Sambal Oelek
Meersalz nach Geschmack

In diesem Fall ist ein Mixer empfehlenswert. Die entkernte Avocado wird aus der Schale gehoben. Im Mixer, mit dem Joghurt beginnend, alle Zutaten zu einer feinen Emulsion schlagen. Bitte vor dem Servieren durchziehen lassen

Joghurt-Weizensprossen-Sauce

1/2 l Bio-Joghurt

1 Tasse Weizensprossen
2 EL Sonnenblumenöl, kalt gepreßt

6 Datteln, entkernt und in feine Würfel geschnitten
1/2 Zitrone, gepreßt
1 Prise Zimt
ein Hauch Muskat
Piment nach Geschmack

In einer Kasserolle die Weizensprossen im Öl braun anrösten. Joghurt mit den Würzen in einer Schale vermischen und die abgekühlten Weizensprossen vor dem Servieren unterziehen. Eine sättigende Sauce, wunderbar zu Obstsalat.

Joghurt-Kichererbsen-Sauce

½ l Bio-Joghurt

1 ½ Tassen Kichererbsen, gekocht
4 EL Olivenöl, kalt gepreßt
4 Knoblauchzehen, gepreßt
2 kleine Zwiebeln, geschnitten
Meersalz nach Geschmack
schwarzer Pfeffer aus der Mühle

½ Tasse Sesamkörner
1 EL Sonnenblumenöl

1 Handvoll Rettichgrün

Die Kichererbsen in wenig Joghurt pürieren. Würzen, den fehlenden Joghurt zugeben und aufschlagen. In einer Kasserolle die Sesamkörner im Öl anbräunen, kurz vor dem Servieren in die Sauce rühren und mit fein geschnittenem Rettichgrün bestreuen.

VARIANTE:

Ersetzen Sie die Kichererbsen durch pürierte Bananen.

Joghurtsauce mit Schafskäse

$^{1}/_{4}$ l Bio-Joghurt

250 g Schafskäse
1 Tasse Gemüsebrühe oder Tafelwasser
3 EL Olivenöl, kalt gepreßt
4 Knoblauchzehen, gepreßt

2 kleine Schalotten, gehackt
2 rote und 2 grüne Chilischoten, fein geschnitten

Den Schafskäse zerbröseln und mit den Würzen und dem Öl im Joghurt aufschlagen. Die gehackten Schalotten und Chiliwürfelchen unterziehen. Bitte gut durchziehen lassen.

Joghurt-Gorgonzola-Sauce

$^{1}/_{2}$ l Bio-Joghurt

200 g Gorgonzola, zerbröselt
2 EL Rotweinessig
1 Spritzer Tabasco
1 TL Senf
schwarzer Pfeffer aus der Mühle
Meersalz nach Geschmack

Der zerbröselte Gorgonzola wird mit der Gabel zerdrückt und – in kleinen Mengen beginnend – mit dem Joghurt cremig geschlagen. Würzen und gut durchziehen lassen.

Joghurt-Bananen-Curry

½ l Bio-Joghurt

2 kleine, reife Bananen
3 EL Rosinen, geweicht
2 Knoblauchzehen, frisch gepreßt
1 TL Curry
Meersalz nach Geschmack

1 kleine Frühlingszwiebel, in feine Röllchen geschnitten

Die Banane mit der Gabel fein pressen, nach und nach Joghurt unterziehen und die Rosinen und Würzen unterheben. Die grünen Zwiebelringe werden vor dem Servieren übergestreut.

Joghurt-Birnen-Sauce

½ l Bio-Joghurt

2 sehr reife Birnen
6 Aprikosen, in kleine Würfel geschnitten
150 g Roquefort
Meersalz nach Geschmack
schwarzer Pfeffer aus der Mühle

½ Gläschen Birnenschnaps

Die Birnen werden geschält, entkernt und in Stückchen geschnitten. Im Mixer mit Joghurt beginnend Roquefort, Birne und die Würzen aufschlagen. Zum Schluß die Aprikosenstückchen und den Birnenschnaps zugeben. Bitte durchziehen lassen.

Joghurt-Champignon-Sauce

1/2 l Bio-Joghurt

250 g Champignons, gesäubert und geschnitten
2 EL Sonnenblumenöl, kalt gepreßt
2 EL Sesamöl, kalt gepreßt
2 EL Zitronensaft
Meersalz nach Geschmack
schwarzer Pfeffer aus der Mühle

Petersilie, fein gewiegt

Die vorbereiteten Champignons in wenig Joghurt zu einer Creme pürieren. Verbleibenden Joghurt zugeben und würzen.

Joghurt-Sellerie-Sauce

1/2 l Bio-Joghurt
1/4 l Sauerrahm

1/4 Knolle Sellerie, gekocht
2 kleine Äpfel, gerieben
2 TL Meerrettich
2 EL Sonnenblumenöl, kalt gepreßt
2 EL Walnußöl, kalt gepreßt
2 EL Zitronensaft
Meersalz nach Geschmack
schwarzer Pfeffer aus der Mühle

Den gekochten Sellerie im Joghurt-Sauerrahm-Gemisch pürieren. Äpfel, Würzen sowie die Öle zugeben und gut unterheben.

Joghurt-Rote-Bete-Sauce

¼ l Bio-Joghurt
¼ l saure Sahne

2 kleine rote Bete, gekocht und gewürfelt
1 kleine rote Bete, roh, sehr fein gerieben
2 kleine Äpfel, sehr fein gerieben
1 EL Balsamico-Essig
3 EL Walnußöl, kalt gepreßt
1 EL flüssiger Honig
1 TL Kümmelsamen
1 TL Fenchelsamen
1 TL Senfsamen, alle im Mörser zerstoßen
Meersalz nach Geschmack

Die gekochten Bete im Joghurt pürieren. In eine Schale geben, die Sahne zugießen und mit den restlichen Zutaten gut vermischen.

Joghurt-Zwiebel-Sauce

1/4 l Bio-Joghurt
1/4 l Sahne

1 große Gemüsezwiebel in Stückchen geschnitten
2 EL Sonnenblumenöl, kalt gepreßt
1/2 Glas herber Weißwein

1 Prise Muskat
1 Prise Cayennepfeffer
1 Prise Nelke
Meersalz nach Geschmack
weißer Pfeffer aus der Mühle

4 EL Parmesan, frisch gerieben

In einer Kasserolle die gewürfelten Zwiebelstücke glasig dünsten und mit dem Weißwein ablöschen. Abgekühlt in eine Schüssel geben und mit Joghurt, Sahne und Würzen gut verrühren. Bitte gut durchziehen lassen, zum Schluß den Parmesan einrühren.

Joghurt-Paprika-Sauce

1/4 l Bio-Joghurt
1/4 l Sahne

2 rote Paprikaschoten
2 EL Olivenöl, kalt gepreßt
2 Knoblauchzehen, frisch gepreßt
gemischte Kräuter der Provence
Meersalz nach Geschmack
schwarzer Pfeffer aus der Mühle

Den Ofen auf Mittelhitze vorheizen. Die Paprikaschoten ca. 30 Minuten backen. Wenn sie Blasen werfen, wenden. Nach dem Herausnehmen die Schoten mit einem feuchten Tuch abdecken, bis sie abgekühlt sind. Jetzt lassen sich die Paprikaschoten problemlos häuten. Die Schoten halbieren, entkernen. Im Mixer mit wenig Joghurt beginnend wird das Paprikafleisch mit Öl und den Kräutern zu einer Sauce geschlagen. Viel Arbeit, aber es lohnt sich. Dazu einen Linsensprossensalat mit frischem grünen Paprika servieren.

Salatkombinationen für die Joghurtküche

Auf einem großen Teller angerichtet – jedem sein Maß. Hier ist der Salat nicht Vorspeise, sondern Hauptgericht mit köstlichen Saucen. Sie erquicken und machen satt. Buntes Gemüse auf einem Teller – und wir denken an den guten Eintopf. Gewohnheit hält uns fest. Doch Traditionen fallen unaufhaltsam – unsere Eßgewohnheiten ändern sich, und der Gemüsetopf wandelt sich zum Rohkostteller. Wir spüren: Es ist ein Unterschied, ob wir unsere Lebensmittel mit der Vorstellung von Gesundheit und Wohlbefinden genießen oder nur schlemmen. Lust und Hunger – unser Appetit stellt sich auf maßvolles Sattwerden ein.

Rohkost aus Gemüsen, Salaten, Sprossen und Würzen verbindet sich ideal mit Joghurtsaucen. Sie ergänzen sich gegenseitig und regenerieren im Verbund die Darmflora. Die wichtigen Ballaststoffe haben

- ätherische Öle,
- Bitterstoffe,
- Hormone und
- Enzyme.

Ballaststoffe, vor allem in roher Form, wirken ganz besonders aktivierend auf unser Verdauungssystem.

- Sie verbessern die Magen-Darm-Bewegung zum Wcitertransport unserer Nahrung.
- Das verringert die Verdauungszeit bzw. verhindert schädliche Bakteriengärung und Fäulnis.

- Die Masse der Pflanzengewebe sättigt,
- sichert die Nährstoffaufnahme,
- hemmt schädliche Bakterien, die Gärung und Fäulnis produzieren,
- ist Basis für die Milchsäurebakterien und hilft ihnen bei ihrer Entwicklung, z. B. beim Aufbau der B- und K-Vitamine.

Die Firma Südmilch z. B. reichert Joghurt mit Ballaststoffen aus der Chicorée-Wurzel an, um so die Aktivität der Bakterienkulturen im Darm zu stimulieren und gleichzeitig die Verdauung anzuregen.

Gut gekaut ist vorverdaut. Trotz Raspeln, Reiben, Kuben und Scheiben: Kauen verbessert den besten Schnitt! Und doch: Lieben wir nicht Nudeln, die alle aus gleichem Teig, in ihren verschiedenen Formen so erstaunlich anders schmecken? Auf den Schnitt kommt es an! Auf das Wie kommt es an! Mit einem guten, scharfen Messer werden Salate und Gemüse handwerklich aufs beste nach Ihren Vorlieben geschnitten.

Sprossensalat

2 Tassen Linsensprossen
2 Tasse Mungobohnensprossen
1 Handvoll Luzernensprossen
1 Tasse Kichererbsensprossen
1 Zucchini, fein geraspelt
2 Möhren, fein geraspelt
3 Kartoffeln, gekocht und in kleine Kuben geschnitten
2 Stangen Staudensellerie, in Scheiben geschnitten
1 Handvoll Rettichgrün

Gartensalat

1 kleiner grüner Salat, fein geschnitten
3 Karotten, in Scheiben geschnitten
1 Tasse frische Gartenerbsen
3 Tomaten, gehäutet und in Scheiben geschnitten
2 Zucchini, ganz fein gehobelt
1 Tasse Rotkohl, fein geschnitten
2 Schalotten, fein geschnitten
1 Handvoll Luzernensprossen

Griechischer Salat

4 Tomaten, gehäutet und in Scheiben geschnitten
1 kleiner grüner Salat, gezupft
1 Schlangengurke, geschält und in Scheiben gehobelt
2 Gemüsezwiebeln, in feine Kuben geschnitten
1 Handvoll grüne Bohnen, blanchiert
1 Tasse Kichererbsensprossen
1 Tasse Oliven, schwarz

EIN KLEINER VORSCHLAG:

Joghurt dickgelegt und klassische Vinaigrette dazu servieren!

Avocadosalat

2 sehr reife Avocados
2 Hände voll Luzernensprossen
1 rote, 1 grüne und 1 gelbe Paprikaschote, halbiert, entkernt, in feine Streifen geschnitten
4 Tomaten, gehäutet und geviertelt
2 kleine Chilischoten, sehr fein geschnitten
Tabasco oder Sambal Oelek nach Geschmack

Sommersalat

½ Blumenkohl, in kleine Röschen geteilt,
Strunk und Äste geraspelt
2 Selleriestangen, in Scheiben geschnitten
2 Karotten, in streichholzdünne Stifte geschnitten
2 rote Paprika, entkernt, der Länge nach in Streifen geschnitten
6 Radieschen, halbiert
2 Tassen Linsensprossen
Gartenkräuter der Saison

Wintersalat

½ Sellerieknolle, in Essig-Salzwasser gekocht
½ Sellerieknolle, fein geraspelt
4 Äpfel, gerieben
1 Zitrone, gepreßt, damit umgehend Sellerie und Äpfel begießen
2 Tassen Linsensprossen
1 Tasse Sauerkraut
4 festkochende Kartoffeln, gegart und in Kuben geschnitten
2 Handvoll Rettichgrün

Italienischer Salat

2 Radicchio, gezupft
2 Chicorée, in feine Streifen geschnitten
2 vollreife Tomaten, gehäutet, in Scheiben geschnitten
1 kleine Fenchelknolle, geraspelt
2 rote Paprika, in Streifen geschnitten
1 gelbe Paprika, in Ringe geschnitten
1 große rote Zwiebel, in Ringe geschnitten
2 Tassen Champignons, in Scheiben geschnitten
1 TL Fenchelsamen
Basilikum, gezupft

Bohnensalat

3 Tassen weiße Bohnen, gekocht
1 Tasse rote Bohnen, gekocht
2 Tassen Mungobohnensprossen
3 Handvoll grüne Gartenbohnen, blanchiert und abgetropft
2 Schalotten, in dünne Scheiben geschnitten
3 Knoblauchzehen, in feine Scheiben geschnitten
Bohnenkraut, Kerbel, Estragon, Thymian

Chicorée mit Champignons und Gurke

6 Kolben Chicorée, geputzt, in Blätter zerteilt
2 Tassen Champignons, in Scheiben geschnitten
1 Salatgurke, je nach Größe, geschält, in Scheiben geraspelt
2 Möhren, geraspelt
1 Handvoll Luzernensprossen
1 Tasse Mungobohnensprossen
2 Schalotten, in Kuben geschnitten
1 Handvoll Kresse

Brokkolisalat

2 Brokkoli, zerpflückt, in Röschen geteilt,
den Strunk geraspelt
1/2 Blumenkohl, zerpflückt, in Röschen geteilt,
den Strunk geraspelt
4 Blätter Mangold, fein geschnitten
1 Handvoll Spinat, fein geschnitten
2 Möhren, geraspelt
1 Tasse Linsensprossen

Um die Spinat- und Mangoldblätter sehr fein schneiden zu können, werden die Blätter gerollt, dann geschnitten.

Porreesalat

3 Stangen Porree, längs geteilt, gut gewaschen und quer in feine Streifen geschnitten
6 Möhren, sehr fein geraspelt
4 Äpfel, süß, geschält und in feine Stifte geschnitten
6 Aprikosen, geweicht, in feine Streifen geschnitten
$^{1}/_{2}$ Tasse Pinienkerne

4 Tassen Hirse, gekocht (etwa 200 g Hirse in $^{3}/_{4}$ l Wasser 30 Minuten geköchelt)

Kresse

Sauerkrautsalat

6 Tassen Sauerkraut
2 Tassen Luzernengrün
2 Tassen Mungobohnensprossen
2 Tassen Linsensprossen
2 Frühlingszwiebeln, in feine Röllchen geschnitten

4 Tassen gegarte festkochende Kartoffeln, in feine Kuben geschnitten

Stangenselleriesalat

8 Stangen Sellerie, in feine Scheiben geschnitten
2 rote und 1 grüne Paprikaschote, in Ringe geschnitten
$^{1}/_{4}$ Knolle Sellerie, sehr fein gerieben
$^{1}/_{2}$ Tasse Korinthen, geweicht
4 Tassen Weizensprossen

1 Tasse Sonnenblumensprossen

Champignonsalat

6 Tassen Champignons, in feine Scheiben geschnitten
1 kleiner grüner Gartensalat, gezupft
3 kleine Tomaten, gehäutet, geviertelt
3 Schalotten, in feine Kuben geschnitten
2 Knoblauchzehen, in feine Scheiben geschnitten
1 Tasse schwarze Oliven

4 Tassen Reis, gekocht

Zwiebelsalat

3 Gemüsezwiebeln, in Würfel geschnitten
2 Möhren, sehr fein geraspelt
4 Orangen, geschält, segmentiert, Kerne entfernt und die Schnitten halbiert
2 Kolben Chicorée, der Länge nach halbiert und in feine Streifen geschnitten
1 Tasse Luzernensprossen
4 Tassen Linsensprossen

4 Walnüsse, geknackt und zerkleinert
Rettichgrün

VARIATION:

Dünsten Sie einen Teil der Zwiebeln glasig.

Joghurtquark

Um Geronnenes von Flüssigem zu trennen, etwa um »Quark« abtropfen zu lassen, gab es schon früh Küchengeräte: Siebe aus Binsen-, Ginster- und Weidengeflecht. Bei Ausgrabungen in Troja entdeckte HEINRICH SCHLIEMANN Keramikschalen mit gelöchertem Boden. Anders als Joghurt, dickgelegt mit Milchsäurebakterien, gerinnt die Milch mit Lab zu Quark. In Arabien als *Labnie* auf dem Tisch ist Joghurt in »trockener Konsistenz«, ein Weichkäse und mundet ähnlich gut wie unser Quark.

Ob als Füllungen für Gemüse, Pfannkuchen oder als Brotaufstrich – Joghurtquark ist einen kulinarischen Ausflug wert. Verschiedene Wege führen zum Joghurtquark:

- Einfach ist, Joghurt in einem Haarsieb abtropfen zu lassen, bis er eine adäquate Festigkeit hat.
- Altbewährt: Abtropfen im Tuch. Joghurt aus meiner Küche ist fest und eignet sich gut.

Skeptiker sagen: Joghurt hausgemacht ist zu flüssig. Hier rate ich:

- Vorgehensweise überprüfen, gegebenenfalls vor der Fermentierung der Milch 2–3 EL Milchpulver auf 1 l Milch hinzuzufügen. Das macht Joghurt fester in der Konsistenz.

Abtropfen im Tuch:

- Ein sauberes Geschirrtuch in kaltes Wasser getaucht, ausgewrungen und in ein Küchensieb gelegt.
- Das Sieb mit Tuch in eine Schüssel gestellt und den Joghurt vorsichtig einfließen lassen.

- Die überhängenden Stoffteile zusammengeknüpft entsteht ein Bündel.
- Dieses Bündel wird möglichst freischwebend – etwa an einem Kochlöffelstiel – aufgehängt. Darunter ein Gefäß, je nach Konsistenz bei 2 l Joghurt 8–10 Stunden abtropfen lassen.
- Nach dem Entwässern nehme ich die Masse vorsichtig aus dem aufgeknüpften Tuch und beginne mit der Zubereitung.

TIP:

- Um die Trockenlegung zu beschleunigen, können Sie das »Joghurtbündel« mit einem Stein zur Auspressung beschweren.

Auch die Molke, das »Abtropfwasser«, ist ein wertvolles Heilmittel.

- Von zitronigem Geschmack, doch mild, wirkt sie reinigend, entgiftend und regenerierend.
- Molke verdirbt schnell, will kalt gestellt oder schnell getrunken sein.
- Molkekuren zur Entschlackung sind Medizin, schon von HIPPOKRATES und GALEN empfohlen.

Genießen Sie den Joghurtquark!

Joghurtkäse in Öl

Joghurt von 1 l Milch, entwässert

5 Zehen Knoblauch, in feine Scheiben geschnitten
1 rote Pfefferschote, in Scheiben geschnitten
10 rote, schwarze und weiße Pfefferkörner, gestoßen
1 Lorbeerblatt
1 EL Kräuter der Provence, getrocknet
1/4 l Olivenöl, kalt gepreßt

Der entwässerte Joghurt wird abwechselnd mit den Würzen in ein Glas geschichtet. Das Öl aufgießen, die Zutaten sollen bedeckt sein, eventuell Öl nachgießen. Zum Durchziehen stellen wir das gut verschlossene Glas in den Kühlschrank.

ZUM VARIIEREN DER WÜRZEN:

Wacholderbeeren, Rosmarin, Thymian, Salbei ...

Joghurtquark in Tomaten gefüllt

Joghurt von 1 l Milch, entwässert

4 große Tomaten
1 Tasse Reis, gekocht
1/2 Tasse Sonnenblumenkerne

Tomaten, ausgehöhlt und mit den Schnittkanten zum Abtropfen auf ein Tuch gelegt. Joghurt, Reis und Sonnenblumenkerne locker binden und in die Tomaten füllen.

VINAIGRETTE:

4 EL Olivenöl, kalt gepreßt
2 EL Balsamico-Essig
3 Zehe Knoblauch, frisch gepreßt
Meersalz nach Geschmack
schwarzer Pfeffer aus der Mühle

Basilikum, gezupft

In einer kleinen Schüssel Salz, Pfeffer und Knoblauch mischen, Essig hinzufügen, bis sich das Salz löst. Olivenöl einrühren.

Die gefüllten Tomaten auf einen Teller setzen und mit der Vinaigrette übergießen. Mit Basilikum garnieren.

TIP:

Haben Sie kein Basilikum im Haus? Sprossengrün oder auch Petersilie begleiten die Tomaten ebensogut.

Joghurtquark als Brotaufstrich

Joghurt von 1 l Milch, entwässert

2 EL Sesamöl, kalt gepreßt
2 EL Meerettich, frisch gerieben
1 Bündel Schnittlauch, fein geschnitten
Rettichgrün nach Geschmack, fein geschnitten
Meersalz nach Geschmack
schwarzer Pfeffer aus der Mühle

Joghurtquark und die Würzen in einer Schüssel gut mischen.

Die Konsistenz fällt verschieden aus. Eventuell Flüssigkeit zugeben.

VARIANTEN:

- Ersetzen Sie den Meerettich durch geriebenen Parmesan, die grünen Würzen durch Basilikum;
- den Meerettich durch 1/2 Tasse gemahlene Kürbiskerne, die grünen Würzen durch 1 EL Honig und 1 EL Birnendicksaft;
- den Meerettich durch 1 EL Ingwer, die grünen Würzen durch geweichte Trockenfrüchte Ihrer Wahl.

Internationale Joghurtrezepte

Joghurtnamen aus aller Welt

Ägypten	*Leben*
Armenien	*Madzoon, Mazoon, Matzoon, Mazun*
Assyrien	*Lebany*
Balkan	*Tarho*
Birma	*Tyre*
Bulgarien	*Naja, Kiselo Mleko*
Chile	*Skuta*
Finnland	*Plimoe, Plimae*
Frankreich	*Yogourt, Yaourt*
Griechenland	*Tiaourti, Oxygala, Yaourti*
Indien	*Dahi, Dahli, Lassi, Chass, Matta*
Iran	*Mast*
Island	*Skyr*
Italien	*Yoghurt*
Lappland	*Pauria, Pauira*
Libanon	*Laban*
Mongolei	*Koumiss*
Norwegen	*Kaelder Milk*
Rußland	*Prostokvasha, Varenetz*
Sardinien	*Gioddu*
Sizilien	*Mezzoradu*
Südafrika (Afrikaans)	*Joghurt*
Schweden	*Filmjölk*
Türkei	*Yoghurt, Yogurt*
USA/Großbritannien	*Yoghurt, Yoghourt*

Vom türkischen Ayran bis zum indischen Raita

Ayran

(Türkei)

Das traditionelle türkische Joghurtgetränk: selbstgewählte Einfachheit.

$^{3}/_{4}$ l Bio-Joghurt

$^{1}/_{4}$ l Tafelwasser
Meersalz nach Geschmack

Die Zutaten in einer Schale verrühren und kalt stellen.

Lassi mit Fruchtsaft

(Indien)

$^{3}/_{4}$ l Bio-Joghurt

$^{1}/_{4}$ l Fruchtsaft, z. B. Ananas-Apfel oder Aprikose
2 kleine Bananen
1 EL flüssiger Honig
1 Prise Zimt
Muskat nach Geschmack
Eiswürfel

Banane in Joghurt und Fruchtsaft pürieren, würzen. Die Geschwindigkeit des Mixers herunterstellen und die Eiswürfel einwerfen. Lassi wird umgehend serviert.

Lassi – süß

$^1/_2$ l Bio-Joghurt

4 Tassen Tafelwasser
1 EL flüssiger Honig
1 EL Sesampaste
1 Prise Cayennepfeffer
1 EL Rosenwasser (Apotheke)

Die Zutaten im Mixer aufschlagen und vor dem Servieren gut kalt stellen.

Lassi – pikant

$^1/_2$ l Bio-Joghurt

4 Tassen Tafelwasser
1 Prise Cayennepfeffer
Meersalz nach Geschmack

$^1/_2$ TL Kreuzkümmelsamen, im Mörser zerstoßen
1 EL Sesamöl, kalt gepreßt

In einer Kasserolle den Kreuzkümmel in Öl anrösten. Nach dem Abkühlen Kreuzkümmel mit den restlichen Zutaten im Mixer aufschlagen. Vor dem Servieren kalt stellen.

Joghurt-Julep
(England)

1/2 l Bio-Joghurt

4 Tassen Tafelwasser
Meersalz nach Geschmack

1 kleines Bündel Minze, gezupft und frisch gehackt

Die Zutaten im Mixer aufschlagen, Julep kalt stellen und servieren.

Südamerikanische »Sorbete«

$^{3}/_{4}$ l Bio-Joghurt

1 Papaya, halbiert
1 Banane, in Scheiben geschnitten
3 Mandarinen, geschält, geteilt, entkernt
2 EL flüssiger Honig

Die halbierte Papaya von den Samen befreien, das Fruchtfleisch herausheben und in Stücke schneiden. Alle vorbereiteten Früchte mit Joghurt und Honig aufschlagen, kalt stellen und servieren.

Palästinensischer Orangen-Bananen-Drink

$^3/_4$ l Bio-Joghurt

1 Banane, in Scheiben geschnitten
1 Tasse Orangensaft, frisch gepreßt
1 EL flüssiger Honig
3 Kugeln Vanilleeis

Die Banane in Joghurt und Orangensaft im Mixer pürieren. Die fehlenden Zutaten zugeben, aufschlagen und sofort servieren.

Pakistanischer »Wake-up-Shake«

$^3/_4$ l Bio-Joghurt

2 Tassen Sodawasser
1 Zitrone, frisch gepreßt
abgeriebene Schale einer unbehandelten Zitrone
Meersalz nach Geschmack
Tabasco nach Geschmack

1 Bündel Minze, gezupft und frisch gehackt

Die Zutaten im Mixer aufschlagen, mit Minze würzen, kalt stellen und servieren.

Pachadi

$^3/_4$ l Bio-Joghurt

3 sonnenreife Tomaten, gehäutet
2 grüne Pfefferschoten, in feine Scheiben geschnitten
1 TL Bockshornkleesamen, $^1/_2$ TL Koriander und
$^1/_2$ TL Senfsamen, im Mörser zerstoßen
1 Prise Kreuzkümmel (Cumin)
Meersalz nach Geschmack

Tomaten im Mixer mit einer kleinen Portion Joghurt beginnend pürieren. Den Rest Joghurt hinzugeben, würzen. Das pikante Pachadi eiskalt servieren.

Tia-Maria-Joghurt-Café

(Jamaika)

$^1/_2$ l Bio-Joghurt

2 Tassen Kaffee, stark
1 Tasse Sahne, steif geschlagen
4 EL »Tia Maria« (Mokkalikör)

Zimt

Joghurt, Kaffee, »Tia Maria« und Zimt im Mixer aufschlagen. Die Sahne in eine Schüssel geben und das Joghurtmixgetränk unterziehen. Kalt stellen.

VARIANTE:

Ersetzen Sie »Tia Maria« durch Eierlikör oder Grand Marnier.

Guzzling Grasshoppers

$^1/_2$ l Bio-Joghurt

$^1/_2$ Tasse Crème de Menthe
$^1/_2$ Tasse Crème de Cacao
$^1/_2$ Tasse Schokoladencreme

2 Tassen geschlagene Sahne

Die Zutaten im Mixer aufschlagen. Die Sahne in eine Schüssel geben und die Joghurtcreme unterziehen. Vor dem Servieren bitte kalt stellen.

Bloody Joghurt

$^1/_2$ l Bio-Joghurt

2 Tassen Tomatensaft
1 Zitrone, frisch gepreßt
1 EL Tamari-Sojasauce
1 Schalotte, gerieben
Tabasco, nach Geschmack
schwarzer Pfeffer aus der Mühle
1 Gläschen Wodka

Alle Zutaten im Mixer aufschlagen, im Eisschrank gut durchziehen lassen.

Raitas
(Indien)

Raitas sind erfrischende Joghurtspeisen und begleiten scharfe Curries. Sie werden getrunken oder gelöffelt, oft aber auch mit den obligatorischen Chapatis oder Puris (Fladenbroten) aufgetunkt.

Scharf gewürzt oder mild-pikant – Saures und Süßes mischen sich zu einem aparten Aroma. Raitas kommen gut gekühlt auf den Tisch. Ihre Konsistenz hängt von der Qualität des Joghurts und den Zutaten ab.

Bananen-Raita

3/4 l Bio-Joghurt

2 reife Bananen, mit der Gabel zerdrückt
1/2 Tasse Kokosflocken, frisch geraspelt
1 EL flüssiger Honig
2 EL Sesamöl, kalt gepreßt
1/2 TL Cayennepfeffer
Meersalz nach Geschmack

1 TL Senfkörner
1 EL Sonnenblumenöl, kalt gepreßt

In einer Schüssel Kokosraspeln, Bananen, Würzen und Joghurt mit einem Schneebesen gut verrühren. In einer Kasserolle die Senfkörner auf mittlerer Flamme 1–2 Minuten im heißen Öl rösten. Sobald die Körner knallen, vom Feuer nehmen und abgekühlt in die Joghurt-Mischung rühren. Das Raita wird vor dem Servieren gut gekühlt.

Brunnenkresse-Raita

3/4 l Bio-Joghurt

1 Bündel Brunnenkresse, geputzt, fein gewiegt
1/2 grüne und 1/2 rote Paprikaschote, in feine Kuben geschnitten
1 Knoblauchzehe, frisch gepreßt
1 EL flüssiger Honig
1 Prise Cayennepfeffer
Meersalz nach Geschmack

Joghurt in eine Schüssel geben, Würzen einrühren und abschmecken. Vor dem Servieren bitte kalt stellen.

VARIANTE:

Ersetzen Sie Brunnenkresse durch Gartenkresse.

Tomaten-Raita

$^{3}/_{4}$ l Bio-Joghurt

4 mittelgroße reife Tomaten
1 Tasse frische Kokosraspeln
2 kleine grüne Chilischoten, fein gewiegt
1 EL Sesamöl, kalt gepreßt
$^{1}/_{2}$ TL rote Pfefferschote, getrocknet und zerstoßen
Meersalz nach Geschmack

1 $^{1}/_{2}$ TL Senfkörner
1 EL Sonnenblumenöl, kalt gepreßt

Die Tomaten häuten und fein hacken. Haben Sie keine frischen Kokosraspeln und greifen auf gekaufte zurück, waschen Sie diese mehrmals in kaltem Wasser. Gut abtropfen lassen.

In einer Kasserolle im Öl die Senfkörner rösten, bis sie knallen und hochspringen. Abkühlen lassen. Joghurt in eine Schüssel geben und alle Zutaten gründlich miteinander verrühren. Bitte stellen Sie das Raita vor dem Servieren kalt.

Auberginen-Raita

$^3/_4$ l Bio-Joghurt

2 mittelgroße Auberginen
1 Tasse Zwiebeln gehackt
2 EL Sesamöl, kalt gepreßt
1 TL Ingwer, frisch gerieben
1 TL Garam Masala (siehe folgendes Rezept)
2 Tomaten, gehäutet, gehackt
Meersalz nach Geschmack

2 EL Korianderblätter, grob gehackt

Den Ofen auf 200 °C vorheizen. Auberginen rundherum mit einer Gabel einstechen und ca. 30 Minuten im Ofen backen. Sind die Früchte weich, halbieren, das Fruchtfleisch herausheben und mit einer Gabel pürieren. Die Zwiebeln in einem Topf im Öl glasig dünsten, Tomatenstücke, Würzen und das Auberginenpüree einrühren, kurz aufkochen, bis sich alles gut verbindet. Joghurt in einer Schüssel mit der abgekühlten Tomaten-Auberginen-Masse gut verrühren. Vor dem Kaltstellen die Auberginen-Raita mit Koriander abschmecken.

Garam Masala

Garam Masala aus diesem Rezept ist mild-aromatisch, ein exotischer Genuß. Luftdicht verschlossen läßt sich die Gewürzmischung gut verwahren. Fehlt die Zeit? Indische Gewürzmischungen sind im Handel. Bitte verwechseln Sie Garam Masala nicht mit einem Currypulver.

So wird's gemacht:

12 Kardamomkapseln
2 EL Pfefferkörner
2 EL Kreuzkümmel (Cumin)
2 TL Nelken
1 TL Muskatblüte, gemahlen
2 TL Koriander, gemahlen
1 Lorbeerblatt

½ TL Zimt

Die Würzen in einer Eisenpfanne bei sanfter Hitze ca. 20 Minuten rühren oder auf einem Backblech ausbreiten und bei ca. 100 °C 20 Minuten rösten. (Auch auf dem Backblech müssen die Würzen bewegt werden, damit sie nicht anbrennen.) Die Kardamomsamen werden aus den Kapseln geholt und mit allen Zutaten im Mörser pulverisiert. Zum Schluß den Zimt zufügen.

ANMERKUNG:

Im Originalrezept wird auch eine Zimtstange mitgeröstet und dann weiterverarbeitet. Meiner Erfahrung nach ist das sehr schwierig. Darum hier zur Vereinfachung Zimtpulver.

Kartoffel-Raita

3/4 l Bio-Joghurt

3 Kartoffeln
1 TL Sonnenblumenöl, kalt gepreßt
1 1/2 TL Kreuzkümmel, gemahlen
1 TL Koriander, gemahlen
1/4 TL Cayennepfeffer
Meersalz nach Geschmack

Die Kartoffeln in der Schale kochen, pellen, pürieren. In einem Eisentopf die Würzen im Öl anrösten und abgekühlt mit dem ausgedampften Kartoffelpüree in den Joghurt rühren und gut vermischen. Bitte kalt stellen.

Orientalische Gurkensuppe

1 l Bio-Joghurt

1 Schlangengurke, geschält, entkernt und in kleine Würfel geschnitten
2 Frühlingszwiebeln, in feine Röllchen geschnitten
8 frische Walnüsse, geknackt, gehäutet und zerkleinert
Meersalz nach Geschmack
schwarzer Pfeffer aus der Mühle

1 Bündel Minze, gezupft, gewiegt

In einer Schüssel die Zutaten gut vermischen, in Schalen füllen und mit Minze garnieren.

Auberginen mit Joghurt

(Libanon)

1 l vollfetter Joghurt, trockengelegt
oder $^{3}/_{4}$ l Joghurt, mit $^{1}/_{4}$ l Sahne angereichert

4 mittelgroße Auberginen, in Scheiben geschnitten
Meersalz
Olivenöl, kalt gepreßt
4 Knoblauchzehen, frisch gepreßt

1 Bündel Minze, gezupft

Die Auberginenscheiben in einer Schale schichtweise kräftig salzen. Nach 15 Minuten mit einem Tuch trockentupfen. In einer Pfanne die Auberginenscheiben in Öl rundherum goldbraun braten: innen weich und außen kroß. Auf Küchenkrepp abtropfen lassen und in einer flachen Schale ausbreiten. Joghurt mit Knoblauch würzen, die Auberginen übergießen und zum Schluß mit der Minze garnieren.

Joghurt mit Fenchel und Gurke: Cacik

(Bulgarien und Rußland)

3/4 l Bio-Joghurt

1 Gurke, geschält und in dünne Scheiben geschnitten
Meersalz
2 kleine Fenchelknollen, dünn geraspelt
Olivenöl, kalt gepreßt

Die Gurkenscheiben in Lagen schichten und jeweils mit Salz bestreuen. Nach 30 Minuten abspülen und abtropfen lassen. In eine Schüssel nacheinander Fenchel, Joghurt, Öl und Gurke schichten, bis alle Zutaten verbraucht sind.

Joghurt mit Gurke: Talattouri

1/2 l Bio-Joghurt

2 kleine Gurken, geschält, in feine Scheiben gehobelt
Meersalz
4 Knoblauchzehen, frisch gepreßt
Olivenöl, kalt gepreßt

1 Bündel Minze, gezupft

Die Gurkenscheiben mit dem Knoblauch in eine Schüssel schichten. Jede Lage mit Salz bestreuen. Ziehen lassen, die Flüssigkeit abgießen und die Scheiben mit der Hand auspressen. Joghurt mit Öl verquirlen, über die Gurkenscheiben gießen, mit Minze überstreuen. Gut gekühlt servieren.

Joghurt mit Zucchiniraspeln

(Libanon)

2–3 Zucchini, je nach Größe, geschält und
in feine Scheiben geschnitten
1 Handvoll Spinatblätter, in Streifen geschnitten
1 Handvoll grüner Salat, gezupft
10 schwarze Oliven

FÜR DIE JOGHURTSAUCE:

1/2 l Bio-Joghurt

3 Knoblauchzehen, frisch gepreßt
Meersalz nach Geschmack
frischer Pfeffer aus der Mühle

Die Salatzutaten in einer Glasschüssel anrichten. Den gewürzten Joghurt über den Salat gießen.

Rote-Rüben-Salat mit Joghurt

(Tschechien)

8 rote Bete, in Essigwasser gekocht, geschält, gewürfelt
3 Äpfel, geschält und in Stifte geschnitten
1 Zitrone, gepreßt, sofort über die Äpfel gießen

FÜR DIE JOGHURTSAUCE:

1/4 l Bio-Joghurt
1/4 l Sahne

6 EL Mayonnaise
1 EL Kräuteressig
1 kleine Zwiebel, fein gehackt
1 EL Meerettich, frisch gerieben
1 TL Fenchelsamen, im Mörser zerstoßen

6 Walnüsse, geknackt und geviertelt
1 Handvoll glatte Petersilie, fein geschnitten

Die Salatzutaten in eine Schüssel geben. Mit der Mayonnaise beginnend wird die Joghurtsauce angerührt, gewürzt und über den Rübensalat gegossen. Walnüsse und Petersilie unterheben. Durchziehen lassen.

Joghurt-Sellerie-Salat

(Schweden)

1 kg Knollensellerie, geschält
1 1/2 l Wasser
4 EL Essig

Meersalz

FÜR DIE JOGHURTSAUCE:

1/4 l Bio-Joghurt
1/4 l Sahne
1 EL Kürbiskernöl, kalt gepreßt

Eine Handvoll des hellsprießenden Selleriegrüns, sehr, sehr fein gehackt

Den Sellerie in 3 cm dicke Scheiben schneiden und in Essigwasser 5 Minuten kochen. Kalt abgießen, trockentupfen und kreuz und quer in dünne Stifte schneiden. Die Selleriestifte salzen, 30 Minuten ziehen lassen, erneut abspülen. Die trockengetupften Selleriestifte mit der Joghurtsauce übergießen und mit Selleriegrün überstreuen.

Fragen und Antworten

Wieviel Joghurt soll man täglich essen?

Die gesundheitsfördernden Eigenschaften von Joghurt sollten nicht zur Übertreibung führen. Es wird empfohlen, Joghurt regelmäßig zu essen, und zwar individuell $^1/_4$–$^1/_2$ l täglich. Mehr davon entspräche auch einem Übermaß an tierischem Eiweiß. Dies ist weder der Gesundheit zuträglich noch entspricht es einem ökologischen Denken, nach dem wir zum Schutz der Erde nur soviel Nahrungsenergie zu uns nehmen sollten wie nötig. Suchen wir unser persönliches Maß!

Was passiert, wenn ich zuviel Joghurt esse?

Das ist individuell verschieden, und sicher kommt es darauf an, in welchem Zeitabstand Joghurt gegessen wird. Ein Zuviel führt erfahrungsgemäß zu Durchfall.

Erzeugt die Milchsäure aus dem Joghurt Säure im Magen?

Nein. Verwechseln wir nicht saure Nahrung mit säurebildender Nahrung. Fleisch z. B. schmeckt nicht sauer, ist aber säurebildend. Joghurt ist basenbildend.

Können von außen zugeführte Milchsäurebakterien die Darmflora langfristig verändern?

Ja. Bei täglicher Einnahme wird langfristig die Darmflora verbessert. Unterstützend muß die Ernährung umgestellt werden: kein Weißmehl, kein Zucker, keine denaturierten Nahrungsmittel. Eine Vollwerternährung mit einem hohen Ballaststoffanteil ist äußerst hilfreich.

Warum soll die individuelle Darmflora verändert werden?

Es geht nicht um jeden Preis um Veränderung, sondern um die Herstellung einer optimalen Relation der Darmbakterien untereinander. Ist die Darmflora einmal gestört, kommt es zu einer Menge Krankheiten. (Siehe Kapitel »Joghurt und Gesundheit«, Seite 19 ff.) Eine sogenannte Dysbakterie, das Ungleichgewicht der Bakterien im Darm, führt nicht nur zu Vitaminmangelerscheinungen, sondern in letzter Konsequenz zu einer Immunschwäche.

Mit Vorsicht gesagt muß jeder, der über viele Jahre denaturierte Nahrung mit viel Fleisch zu sich genommen hat, seine Darmflora regenerieren. Hinzu kommt, daß die Darmflora sich im Laufe unseres Lebens zu unseren Ungunsten verändert, d. h. (Siehe Tabelle »Veränderung der Darmflora mit zunehmendem Alter«, Seite 60.)

Wie kommt es zum Heileffekt durch die Milchsäurebakterien?

Gesundheitsfördernde Bakterien besiedeln die Darmschleimhaut und verdrängen unerwünschte Bakterien.

Sind die Bakterien in den probiotischen Joghurtsorten überlebensfähiger als in den alten Joghurttypen?

Das ist eine kaum zu beantwortende Frage! Grundsätzlich werden den neuen Joghurtsorten, den Probiotika, zweimal Milchsäurebakterien zugegeben: einmal zur Vergärung und einmal nach der Säuerung zur Verstärkung. Das erhöht die Dichte der lebenden Keime insgesamt und erhöht auch die Chance, daß mehr lebende Keime in den Darm gelangen.

Sind im klassischen Joghurt weniger Milchsäurebakterien als in den probiotischen?

Die Lagerstabilität von lebenden Keimen ist höchst unterschiedlich, und darum kann keine allgemeine Antwort darauf gegeben werden.

Es hängt ab von:

- der Bakterienart,
- vom Säuregehalt des fermentierten Produktes,
- vom Sauerstoffgehalt,
- der Temperatur,
- der Anwesenheit anderer Keime, die selbstverständlich auch im Joghurt sind.

Die Milchsäurevergärung geht auch während der Kühlung bzw. auch in der Lagerung noch weiter. Ein vielfältiger Prozeß. Wir müssen also davon ausgehen, daß das Verfallsdatum für das Optimum bzw. für die höchste Anwesenheit der Keime garantiert.

Welchen Joghurttyp ziehen Sie vor?

Ich bemühe mich in meiner Ernährung ganz entschieden um Vielfalt. Neben milchsäurevergorenem Gemüse wähle ich auch die verschiedenen Joghurttypen mit ihren unterschiedlichen Bakterienstämmen. Die Frische z. B. des hausgemachten Joghurts ist bei korrekter Vorgehensweise für mich ein Garant für die Dichte der Bakterien.

Es heißt, Bifidobakterien seien sehr empfindlich?

Ja, Bifidobakterien sind empfindlich. Sie sind anaerob, d. h. sie entwickeln sich in einem Milieu ohne Sauerstoff. Ihr Temperaturoptimum liegt zwischen 36 und 40 °C. Ihre Säuretoleranz ist im Gegensatz zum *Lactobacillus bulgaricus*, dem alten Säuerling, nicht sehr groß. Sie gehören in die Gruppe der mildgesäuerten fermentierten Produkte.

In der Praxis werden Bifidobakterien in einem sehr großen Überschuß zusammen mit anderen Starterkulturen in die Milch gebracht und auch anschließend noch einmal zugegeben.

Ist Joghurt im wissenschaftlichen Sinne Medizin?

Nein, vor allem ist Joghurt keine »Wundermedizin«. Er ist selbstverständlich keine Alternative, wenn Antibiotika verschrieben wurden. Joghurt ist ein vorbeugendes Lebensmittel.

In diesem Sinne ist Joghurt Prophylaxe und Heilmittel. Bei einer Nahrungsumstellung z. B. schafft Joghurt ideale Bedingungen für die Regeneration der Darmflora. Joghurt aktiviert in seiner Wirkung die von Natur aus gegebenen Funktionen der Verdauungsorgane, der Darmflora und in der Folge die unserer körpereigenen Abwehr.

Glossar

Amine	Verbindungen, die sich von Ammoniak ableiten lassen
anaerob	ohne Sauerstoff lebend. *Obligat anaerob:* Fachausdruck für Bakterien, wie z.B. die Bifidobakterien, die ausschließlich in sauerstofflosem Milieu gedeihen
Antigene	artfremder Eiweißstoff, z.B. Bakterien, die die Bildung von Antikörpern bewirken
Antikörper	im Blutserum gebildeter Antistoff gegen Antigene
antimutagen	die Mutation (anomale Veränderung) von Zellen verhindernd
Antioxidantien	hemmen die Reaktion mit Sauerstoff
Bakterienkultur	Herstellung von Bakterienkulturen: Wie Samenbänke gibt es auch Bakterienbänke; die Weiterzüchtung der einzelnen Keimstämme erfolgt unter sterilen Bedingungen auf speziellen Wuchsstoffen und werden so für die weitere Herstellung vermehrt
Casein	wichtigster Eiweißkörper der Milch
Cholin	organische Base, die für den Leberstoffwechsel unentbehrlich ist; zählt zum Vitamin-B-Komplex
Clostridien	sporenbildender Krankheitserreger
Dicklegung	Säuerung von Milch

Dysbakterie	anomale bakterielle Verhältnisse im Darm (Fehlen von einzelnen *Symbionten,* Auftreten darmfremder Keime, Überwuchern einer Keimart)
Dysfunktion	Funktionsstörung
Enzym	*Ferment,* den Stoffwechsel regulierende Verbindung
Eubiose	das Gleichgewicht in der Intestinalflora, d.h. der Mensch als Makroorganismus befindet sich mit seiner mikrobiellen Umgebung in einem Gleichgewichtszustand, der über Gesundheit und Krankheit entscheidet
Fermentierung	Säuerung von Milch, Milchsäurevergärung, Dicklegung der Milch
HDL-Cholesterin	herzschützendes (»gutes«) Cholesterin, im Gegensatz zum LDL-Cholesterin, dem »bösartigen« Cholesterin
immun	*immunis* (lat.): frei von, unversehrt
Immunität	Unempfänglichkeit für Infektionen
immunogen	bezogen auf die körpereigene Abwehrkraft
Immunsystem	körpereigene Abwehrkraft
Infektion	Ansteckung
intestinal	zum Darmkanal gehörend
Kalziumresorption	Kalziumaufnahme
Karotinoide	in organischen Fetten vorkommende gelbrote Farbstoffe
Karotin	pflanzlicher Farbstoff, Vorstufe zu Vitamin A
Kolonisierung	Anheften der Milchsäurebakterien an die Darmschleimhaut

LC1	Joghurtprodukt der Firma Nestlé mit dem *Lactobacillus acidophilus 1*, abgekürzt *La1*
LGG	spezielles Bakterium der Firma Südmilch. GG ist Abkürzung für Forschernamen GOLDIN und GORBACH
Lactase	Enzym, das den Milchzucker spaltet
Lactat	Salz der Milchsäure
Lactose	Milchzucker
Lactulose	Zerlegung des Milchzuckers durch Milchsäurebakterien
Maria Lactans	Begriff aus der Kunstgeschichte für die stillende Mutter Gottes
Mikroorganismus	Kleinstlebewesen, hier: Bakterien
Milchprotein	Eiweiß aus der Milch
Milchsäurevergärung	Säuerung von Milch durch Milchsäurebakterien
nativ	natürlich, ursprünglich
Nitrit	Salz der salpetrigen Säure
Nitrosamin	krebserregende Substanz, Verbindung von Nitrit und Amin
pathogene Keime	schmarotzende, »entartete« Keime mit hoher Giftproduktion. Ein gewisser Anteil der pathogenen oder schädlichen Keime bevölkern naturgemäß unseren Darm und fordern das Immunsystem heraus. Ohne Anwesenheit pathogener Keime im Magen-Darm-Trakt erlahmt das Abwehrsystem. Ihr Überhandnehmen führt zu Krankheit
physiologisch	den normalen Lebensvorgängen, der Gesundheit entsprechend

Probiotika	*pro* = für, *bios* = Leben. »Mit Probiotika kann die Ernährung aktiv gestaltet werden, denn sie wirken im vorhinein als ein Beitrag für die Gesundheit, nicht im nachhinein gegen die Krankheit.« (Südmilch-Forschung)
Sambal Oelek	eine küchenfertige scharfe Würzpaste aus Indonesien, die eine pikante Note verleiht
Serumcholesterin	Blutcholesterin
Sprossen	lassen sich leicht selber ziehen. Am besten funktioniert das in einem Keimgerät aus dem Reformhaus, in dem mehrere Sorten gleichzeitig gedeihen. Es geht aber auch in einem umgestülpten Einmachglas, das mit Gaze und Gummiband verschlossen zu einem Minitreibhaus wird. Das gut eingeweichte, frisch abgespülte »Saatgut« (nur solches aus Bioanbau verwenden) in das Glas geben, mit Gaze verschließen und umgedreht auf einen Teller stellen. Dabei ein Hölzchen oder ähnliches unterlegen, damit die Luft zirkulieren und nichts faulen kann. Jeden Tag oder auch jeden zweiten – das ist je nach Art verschieden – mit frischem Wasser spülen. Nach einigen Tagen können Sie ernten und Ihre Kost mit diesen Vitamin- und Vitalstoffbomben anreichern. Zu diesem Thema sind im Heyne Verlag schon mehrere Bücher von Rose-Marie Nöcker (siehe Seite 199/Bibliographie) erschienen
Symbiose	Zusammenleben verschiedenartiger Organismen zu gegenseitigem Nutzen

Bibliographische Hinweise

BARTH, CHR. A., VRESE, M. DE: »Gesundheitliche Bedeutung von lebenden Keimen in fermentierten Milchprodukten«, in: *Deutsche Milch Zeitung. Lebensmittelindustrie und Milchwirtschaft* Bd. 32/33, 1991, S. 988–992

BARTH, CHR. A, KURMANN, J. A. u. a.: *Neue Entwicklungen bei den Sauermilchprodukten*, Liebefeld-Bern 1989

CARPER, JEAN: *Nahrung ist die beste Medizin. Sensationelle Erkenntnisse über die Heilstoffe in unseren Lebensmitteln*, Düsseldorf, Wien, New York 1989

FULLER, LINDA K.: *Yogurt, Yoghurt, Youghourt. An international Cookbook*, New York, London, Norwood 1993

GOLDIN, B. R., GORBACH, S. L.: »The Effect of Milk and Lactobacillus Feeding on Human Intestinal Bacterial Enzyme Activity«, in: *American Journal of Clinical Nutrition* 39, 1984, S. 756–761

GROENEVELD, MAIKE: *Die Bedeutung milchsaurer Produkte für die Ernährung des Menschen*, Diplomarbeit, Gießen 1985

GROENEVELD, M., LEITZMANN, C.: »Zum Vorkommen antikanzerogener Substanzen in Lebensmitteln speziell in milchsauren Produkten«, in: *Aktuelle Ernährungsmedizin* Bd. 12/6, 1987, S. 202–204

HAENEL, H., »Eubiose und Dysbiose der menschlichen Darmbesiedlung«, in: *Ernährungsforschung* 10, 1965, S. 289–301

KASPER, HEINRICH: »Lebendkeime in fermentierten Milchprodukten – ihre Bedeutung für die Prophylaxe und Therapie«, in: *Ernährungsumschau* 43/2, 1996, S. 40–45

KLUPSCH, H. J.: »Das Bioghurt-Biogardeverfahren. Zur Herstellung von Sauermilch und Sauermilcherzeugnissen mit optimalen Eigenschaften«, in: *Deutsche Milch Zeitung* 93, (23), 1972, S. 925–928

KNEIFEL, W.: »Abbau und Synthese von Vitaminen während der Fermentation von Sauermilchprodukten«, in: *Milchwirtschaftliche Berichte* 99, 1989, S. 110–116

LEIBOLD, GERHARD: *Gesunde Darmflora. Hilfe bei Dysbiose und anderen Darmstörungen*, Wiesbaden 1992

METSCHNIKOFF, ILJA.: *Beiträge zu einer optimistischen Weltauffassung*, München 1908

Nestlé LC1: Nestlé Nestec S.A. Centre de Recherche, Lausanne 1995

NÖCKER, ROSE-MARIE: *Die makrobiotische Küche*, München 1980

NÖCKER, ROSE-MARIE: *Sprossen und Keime*, München 1981

NÖCKER, ROSE-MARIE: *Körner und Keime*, München 1983

NÖCKER, ROSE-MARIE: *Heilerde*, München 1985

NÖCKER, ROSE-MARIE: *Das große Buch der Sprossen und Keime*, München 1987

NÖCKER, ROSE-MARIE: *Fit mit Rohkost*, München 1996

PFEIFFER, AMREI: *Magen-Darm-Beschwerden natürlich behandeln*, München 1987

POPP, FRITZ-ALBERT: *Die Botschaft der Nahrung. Unsere Lebensmittel in neuer Sicht*, Frankfurt a. M. 1993

Reformhaus Fachlexikon, Oberursel o. J.

RENNER, E.: *Milch und Milchprodukte in der Ernährung des Menschen*, 4. überarb. Aufl., München 1982

RUSCH, H.-PETER: *Naturwissenschaft von Morgen*, 1955

RUSCH, H.-PETER: *Bodenfruchtbarkeit. Eine Studie biologischen Denkens*, 2. Aufl., Heidelberg 1974

Salate und kalte Vorspeisen. Von der Redaktion der Time-Life-Bücher, Amsterdam 1981

SCHMIDT, KARL-FRIEDRICH: *Käse – Butter – Joghurt leicht selbstgemacht,* Hamburg, Berlin 1988

SCHOLZ, WOLFGANG: *Käse aus Schaf- und Ziegenmilch,* Stuttgart 1995

SCHRÖDINGER, ERWIN: *Was ist Leben?,* London 1945

SHAHANI, KHEM M., u. a.: »Properties of and Prospects for Cultured Dairy Foods«, in: *Society for Applied Bacteriology Symposium Series* 11, 1983, S. 257–269

SIMOTON, O. CARL: *Auf dem Wege der Besserung. Schritte zur körperlichen und spirituellen Heilung,* Reinbek bei Hamburg 1993

THOMAS, ANNA: *Das große Buch der vegetarischen Küche. 580 internationale Feinschmeckerrezepte,* Düsseldorf, Wien 1979

Vrese, M. de: »Fermentierte Milchprodukte als Lebensmittel für Lactose-Malabsorber«, in: *Lebensmittelindustrie und Milchwirtschaft* 26, 1992, S. 764–769

Vifit. Informationsbroschüre der Firma Südmilch AG, Stuttgart, 1995

Zabel, Werner: *Die interne Krebstherapie und die Ernährung des Krebskranken,* Bad Homburg und Erlenbach-Zürich, o. J.

Register nach Sachgruppen

Kaltschalen mit Früchten als Hauptgericht

Joghurt-Obst-Getränke als Zwischenmahlzeit

Joghurt-Gemüse-Suppen als Zwischengericht

Joghurt-Salatsaucen

Salatkombinationen für die Joghurtküche

Rezepte mit Joghurtquark

Internationale Joghurtrezepte

Alphabetisches Rezeptregister